OLGA HÄUSERMANN POTSCHTAR/ KLAUS JÜRGEN BECKER
Russische Informationsmedizin

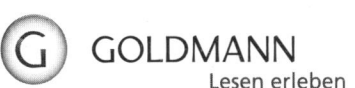
Lesen erleben

Buch

Die Russische Informationsmedizin basiert auf einem tieferen Erkennen dessen, was es heißt, Mensch zu sein: kein Opfer des Zufalls, sondern vollkommener, selbstverantwortlicher Schöpfer und Gestalter des eigenen, wie des kollektiven Lebens. So repräsentiert die Russische Informationsmedizin eine neue, dem modernen Anspruch auf ein kollektives Bewusstsein entsprechende Lebenshaltung, welches die vergangene und zukünftige geistige Entwicklung des Menschen und globale Betrachtungsweisen einbezieht. Mit diesem Ansatz befinden wir uns inmitten der Avantgarde einer neuen Epoche von Bewusstseinsentwicklung.
Durch besondere Konzentrationsübungen (»Steuerungen«) auf der höchsten Ebene in Einheit mit der Weltschöpfung können die göttlichen Kräfte des Menschen entdeckt und im täglichen Leben genutzt werden.

Autoren

Olga Häusermann Potschtar wurde in Russland geboren, lebt seit vielen Jahren in Deutschland, unterrichtet Russische Heil- und Informationsmedizin und arbeitet als Heilpraktikerin und Ernährungsberaterin in eigener Praxis.
Klaus Jürgen Becker, geboren 1956, ist Seminarleiter, Lebensberater und Beziehungscoach mit eigener Praxis in Schondorf/ Oberbayern. Seit vielen Jahren beschäftigt sich der Autor zahlreicher Sachbücher mit dem Schwerpunkt »Psychologie, Lebenshilfe und Gesundheit« mit der Russischen Informationsmedizin.

Von Klaus Jürgen Becker ist bei Goldmann ebenfalls erhältlich:
Heilen mit Zeichen (21994), zusammen mit Layena M. Bassols Rheinfelder

Olga Häusermann Potschtar
Klaus Jürgen Becker

Russische Informationsmedizin

Die neun Basis-Techniken und
ihre praktische Anwendung

GOLDMANN

Die hier vorgestellten Informationen und Methoden sind von Autoren und Verlag nach bestem Wissen und Gewissen geprüft, dennoch übernehmen die Autoren und der Verlag keinerlei Haftung für Schäden irgendeiner Art, die sich direkt oder indirekt aus dem Gebrauch dieser Informationen oder Methoden ergeben. Jegliche Haftung der Autoren bzw. des Verlages für Schäden an der Gesundheit oder an Personen ist ausgeschlossen. Im Zweifel, insbesondere bei körperlichen oder psychischen Krankheiten, empfiehlt es sich, einen Arzt, Heilpraktiker oder Therapeuten aufzusuchen. Die hier vorgestellten Methoden ersetzen nicht die Behandlung bei einem Arzt, Heilpraktiker oder Therapeuten und auch nicht die von einem Arzt oder Heilpraktiker empfohlenen Medikamente. Sie empfehlen sich jedoch als wertvolle Ergänzung hierzu.

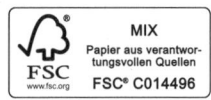

Verlagsgruppe Random House FSC® N001967
Das für dieses Buch verwendete FSC®-zertifizierte Papier
München Super liefert Arctic Paper Mochenwangen GmbH.

1. Auflage
Originalausgabe August 2014
© 2014 Wilhelm Goldmann Verlag, München,
in der Verlagsgruppe Random House GmbH
Copyright © 2014 bei Olga Häusermann Potschtar und Klaus Jürgen Becker
Umschlaggestaltung: UNO Werbeagentur, München
Umschlagmotiv: FinePic®, München
Bildredaktion: Melanie Greier
Lektorat: Martina Klose, Freiburg
SSt · Herstellung: cb
Satz: EDV-Fotosatz Huber/ Verlagsservice G. Pfeifer, Germering
Druck: GGP Media GmbH, Pößneck
Printed in Germany
ISBN 978-3-442-22061-8

www.goldmann-verlag.de

Inhalt

Vorwort Olga Häusermann Potschtar   11
Vorwort Klaus Jürgen Becker   17

Hoffnungen und Möglichkeiten 21

Dem Zweifel die Hoffnung entgegensetzen   23

Heilweisen damals und heute 27

Die Entwicklung der Heilweisen in (prä-)historischen
   Kulturen – unser kulturelles Erbe   27
Schulmedizin – der Kampf gegen Viren und
   Bakterien.   36
Die Entdeckung der Psychosomatik.   41

Gesundheit und Krankheit aus Sicht der
   Weltgesundheitsorganisation.................... 44
Placebo – heilende Einbildung?.................. 45

Das Weltbild des Menschen – damals und heute 47

Der altüberlieferte Glaube an die Schicksals-
   Gottheiten...................................... 47
Das mechanistische Weltbild..................... 49
Wie materiell ist die Materie? – Das Quantenvakuum.. 51
Teilnehmer statt Beobachter 54
Die Begrenzungen der Materie überwinden......... 57

Allverbundenheit 59

Das holistische Weltbild – die Welt ist ein
   Hologramm 59
Die heilige Geometrie und das fraktale Prinzip 65
Das Prinzip der Quantenverschränkung 70
Nichtlokalität und zeitüberschreitende Wirkungen ... 73
Der Teilchen-Welle-Dualismus in 10^{-17} Sekunden?.... 76
Die Entdeckung der Informationsfelder
   (morphischen Felder) 77
Hyperkommunikation........................... 82

Inhalt 7

Warum gerade Russland? 87

Aus Russlands Entwicklung wird der Welt größte
    Hoffnung erwachsen.......................... 87
Der ganz besondere kulturelle und religiöse
    Hintergrund Russlands 88
Russische Philosophen, Raumforscher und
    Wissenschaftler – Avantgarde eines neuen
    Bewusstseins................................ 92
Heiler und Pioniere der Russischen Informations-
    medizin..................................... 101
Organe nachwachsen lassen – warum nicht?........ 110

Das Welt- und Menschenbild der Russischen Informationsmedizin 115

Welche Bedeutung hat Information? 115
Was ist Energie? 118
Wie wirkt Informationsmedizin?................. 119
Krankheit, Gesundheit und Heilung aus Sicht der
    Informationsmedizin......................... 121
Russische Informationsmedizin – ein moderner
    Weg zur Gesundheit 126
Die göttliche Norm / Ordnung 128
Der Mensch.................................... 132
Der menschliche Körper 135

Die Seele 137
Der Geist................................ 139
Das Bewusstsein 141

Die Wahrnehmung 153

Die Wahrnehmung des Menschen im Vergleich
   zu der anderer Lebewesen.................... 156
Übersinnliche Wahrnehmung.................... 159
Die innere und die äußere Welt des Menschen....... 163
Bewusstsein – Wahrnehmung – Realität 165
Das Denken 166

Grundlagen der Russischen Informationsmedizin 169

Alles ist Information 169
Die Realität ist steuerbar...................... 170
Persönliche Ziele mit den Zielen der gesamten
   Menschheit synchronisieren 172
Steuernde Hellsichtigkeit...................... 173
Kraft und Einfluss von Symbolen 175
Erste Übungen zur Visualisierung und Veränderung
   von Symbolen............................... 179
Die vier Prinzipien der Steuerung mit der Kraft
   des Bewusstseins............................. 181

Durchführung der mentalen Steuerungen 183

Voraussetzungen für geistige Steuerungen 183
In den Zustand des erweiterten, strukturierten,
  konzentrierten Bewusstseins kommen 184
Die Konzentration des Bewusstseins 185
Die Vorbereitung auf die Konzentration 187
Das Ziel der Steuerung richtig formulieren 194
Spüren, fühlen, visualisieren 199
Die Steuerung fixieren 201
Verbale Einstimmung (alternativ) 205

Werkzeuge der Steuerung 209

Die neun Basistechniken 213

1. Konzentration: Sich von allen Abweichungen von
   der göttlichen Norm mit dem Neutralisierungs-
   punkt reinigen 213
2. Konzentration: Die Gedächtnismatrix reinigen –
   negative Erinnerungen auflösen 220
3. Konzentration: Die Liebe im Herzen öffnen
   (Technik »kleine Sonne«) 226
4. Konzentration: Die Sphäre der Seele von
   »Aufklebern« befreien 230

5. Konzentration: An der führenden Zelle eines
   Organs arbeiten 234
6. Konzentration: Der Bildschirm des Schöpfers
   für Regeneration und Heilung................. 240
7. Konzentration: Das eigene Bewusstsein auf eine
   neue Ebene anheben – Das Bewusstsein von
   negativen Gedanken und Glaubenssätzen, von
   allen Abweichungen von der göttlichen Norm
   befreien.................................. 243
8. Konzentration: Mit Sphären arbeiten 248
9. Konzentration: Der Fluss des Lebens – glückliche,
   harmonische, gesunde Ereignisse erschaffen 259

Anhang 265

Anmerkungen 267
Literaturempfehlungen 278

Bildnachweis................................. 282
Register..................................... 284

Vorwort
Olga Häusermann Potschtar

Ich wurde in einem kleinen Ort in der Nähe von Wladiwostok geboren. Hier endet die Transsibirische Eisenbahn, die den östlichsten Zipfel Russlands mit Europa verbindet. So repräsentiert meine Geburtsstadt seit dem 19. Jahrhundert die Integration von West und Ost. Wladiwostok war bereits vor der Oktoberrevolution ein internationales Handelszentrum und ist heute noch die wichtigste Hafenstadt Russlands im Pazifik und ein wichtiger Militärstützpunkt, liegt es doch im Grenzgebiet Russlands zu Nordkorea, China und Japan.

Mein Vater diente als U-Boot-Kapitän beim russischen Militär. Als er in Frühpension ging, zog ich mit meinen Eltern in die heutige Ukraine, wo ich Medizin studierte. Der altostslawische Name *Ukraina* (slawisch *krai*, Grenze) bedeutet wörtlich »Grenzgebiet«. Wieder war ich in einer

»Grenzregion« gelandet. Es sollte sich zeigen, dass ich mich später auch geistig sehr ausgiebig mit »Grenzwissenschaften« beschäftigen würde – aber davon wusste ich damals noch nichts. Später siedelte ich zusammen mit meiner Mutter nach Deutschland über, wo ich meine Zulassung als Heilpraktikerin erhielt und meine Praxis in Oberbayern eröffnete.

Einerseits erfüllte mich die Arbeit mit meinen Patienten, auf der anderen Seite aber suchte ich nach einem tieferen Sinn des Daseins und vor allem nach einem Weg zu dauerhafter Gesundheit. So reiste ich in ferne Länder wie Indien und Sri Lanka zu großen Heilern und Gurus, um eine Heilkunst zu lernen, die ich in der Schulmedizin nicht finden konnte. Leider wurde ich nicht in dem Maße fündig, wie ich es mir erhofft hatte. Und so suchte ich verzweifelt weiter.

Vor vielen Jahren stieß ich dann irgendwann mehr oder weniger durch Zufall auf die Bücher russischer spiritueller Lehrer mit enorm wirksamen russischen Heiltechniken. Ich war verblüfft und zugleich fasziniert davon, dass all das, wonach ich auf der ganzen Welt gesucht hatte, in meiner eigenen Heimat zu finden war: geistige Wege zur Heilung, wissenschaftliche Erklärungen für Krankheit und Gesundheit, für den Aufbau dieser Welt und Antworten auf den tieferen Sinn unserer menschlichen Existenz.

Die gedanklichen Grundlagen der russischen Informationsmedizin entsprachen mehr meiner Mentalität als alles, was mir zuvor begegnet war – war es ja meine eigene Heimat, die da zu mir sprach. Damals gab es fast keine internationale Literatur zu dieser Methode, sehr wohl aber zahlreiche russische Schriften, die ich mit Begeisterung studierte.

Ich lernte große russische Wissenschaftler, spirituelle Lehrer, Buchautoren und Heiler kennen. Einige von ihnen brauchten einen Dolmetscher für ihre Vorträge und Seminare in Deutschland. Während meiner Arbeit als Dolmetscherin erlebte ich mehr und mehr am eigenen Leib, wie tiefgreifend die Russische Informationsmedizin wirkt. Ich begann die Heiltechniken bei meinen Patienten und für meine eigene Gesundheit einzusetzen. Von da an erfuhr mein Leben eine deutliche Veränderung: Krankheiten begannen ungewöhnlich schnell zu heilen, meine Beziehungen und Lebensumstände verbesserten sich gravierend. Um es mit einem Bild zu beschreiben: Die Welt begann mir mehr und mehr ihre »Schokoladenseite« zu zeigen.

Die großen russischen Lehrer wurden seitdem zu meinen Lehrern und Freunden. Inzwischen gibt es ein gewaltiges Netzwerk von über tausend russischen Anwendern der Informationsmedizin, die über *Skype* miteinander in Verbindung stehen und mit denen ich mich leidenschaftlich gern austausche. Jeder hat seinen eigenen Arbeitsplatz, irgendwo auf der Welt, seine eigenen Erfahrungen mit Patienten und Seminarteilnehmern. Es besteht allgemein großes Interesse daran, Erfahrungen auszutauschen und sich über neueste Entdeckungen zu informieren.

Eine ganz besondere spirituelle Lehrerin und spätere Freundin ist für mich die international bekannte Seminar- und Konferenzleiterin *Valentina Batishcheva*, die ich in ihren Seminaren gedolmetscht habe. Valentina ist ausgebildete Valeologin (Wissenschaft der Harmonie von Körper, Seele und Geist) und wendet seit Jahren die russischen Techniken der Realitätssteuerung in ihrer praktischen Arbeit an.

Einen Tag vor einem ihrer großen Seminare rief Valentina an und teilte mir mit, dass sie das geplante Seminar absagen müsse. Da bereits teure Räume angemietet und zahlreiche Eintrittskarten verkauft worden waren, entschied ich mich, das Seminar »zur Schadensbegrenzung« selbst zu halten.

Das Seminar war ein großer Erfolg und wurde zum Grundstein für meinen damals neuen Beruf als Seminarleiterin für Russische Informationsmedizin. Die Teilnehmer schätzen meine Fähigkeit, die oftmals kompliziert erscheinenden Inhalte der einzelnen russischen Techniken in eine leicht verständliche Struktur zu bringen, sodass sie sie leicht nachvollziehen können.

Mittlerweile unterrichte ich die Russische Informationsmedizin mit großem Erfolg in acht Kursstufen. In zusätzlichen Steuerungsabenden haben die Teilnehmer die Möglichkeit, das Gelernte mit Unterstützung der ganzen Übungsgemeinschaft regelmäßig zu trainieren.

Heute freue ich mich darüber, dass die Russische Informationsmedizin so viele Anwender gefunden hat, und über das wunderbare Feedback meiner Seminarteilnehmer.

Danken möchte ich an dieser Stelle den großen russischen spirituellen Lehrern unserer Zeit und aus der Vergangenheit, die den Grundstein dafür gelegt haben, dass wir heute scheinbar Unglaubliches mithilfe der Russischen Informationsmedizin vollbringen können. Hierzu zählen u. a. Grigori Grabovoi, Arkadij Petrov, Igor Ariepjev, Vadim Zeland, Mirsakarim Norbekov, Vitali und Tatiana Tischoplav, Alexander Sablodski, Valerij Sinelnikov, Sergei Konowalow und viele andere.

Valentina Batishchewa gebührt mein ganz besonderer Dank. Ihr Wirken hat in mir eine Flamme entzündet, die ich in meinen Kursen und Seminaren weitergebe.

Olga Häusermann Potschtar
Feldafing, im Frühjahr 2014

Vorwort
Klaus Jürgen Becker

Im November 2012 besuchte ich einen Abendvortrag in München über Russische Informationsmedizin. Ich ahnte damals noch nicht, dass dieser Abend von besonderer Bedeutung für mein zukünftiges Leben werden sollte. Die Referentin war Olga Häusermann Potschtar.

Von der ersten Minute an war ich fasziniert von der Einfachheit und Präzision ihrer Darstellung. Ich bekam einen klaren Zugang zu den Grundprinzipien der Russischen Informationsmedizin, von der meine Freunde, Seminarteilnehmer und Klienten schon seit Langem immer wieder erzählten.

Beeindruckt von der einprägsamen Erfahrung bei dem Einführungsvortrag, besuchte ich die Kurse Olga Häusermann Potschtars, einige sogar mehrmals. Je länger ich mit der Russischen Informationsmedizin arbeitete, umso einprägsamer wurden für mich die »Steuerungen«. Ich erlebte, in welchem Ausmaß es möglich ist, durch »steuernde Hellsichtigkeit« die eigene Wahrnehmung auf die gewünschte Weise zu verändern und dadurch auch die eigene »Realität«.

Ein Schlüsselerlebnis war für mich die Heilung meiner linken Schulter: Ich hatte mir durch einen Sturz beim Badminton und eine zu späte Behandlung eine Schultersteife zugezogen. Meine Orthopädin wie mein Physiotherapeut diagnostizierten, ein »langer und schmerzensreicher Weg« würde vor mir liegen. Beide glaubten, dass es mindestens sechs Monate dauern würde, bis ich wieder in der Lage wäre, den linken Arm zu heben.

Daraufhin setzte ich mich hin und wendete die Konzentration *Bildschirm des Schöpfers* (s. Seite 240) gezielt für meine linke Schulter an. In der darauffolgenden Nacht spürte ich eine Erstverschlimmerung der Schmerzen – doch am nächsten Morgen erlebte ich ein Wunder: Ich konnte den linken Arm, den ich am Tag zuvor nur bis zur Hüfthöhe heben konnte, fast bis zur Höhe des Türrahmens ausstrecken. Mein Physiotherapeut war verblüfft und konnte sich diese unerwartet schnelle Verbesserung nicht erklären, da sie allen allgemeinmedizinischen Diagnosen widerspricht.

Immer stärker beschäftigte ich mich nun auch mit anderen Protagonisten der Russischen Informationsmedizin. Hierbei erlebte ich, dass die Kurse bei Olga Häusermann ein gutes Fundament gelegt hatten, um das Wissen der großen russischen Heiler und Lehrer gut einordnen zu können. Doch nirgendwo fand ich eine derartige Präzision, Klarheit und Effektivität in der Erklärung der Russischen Informationsmedizin wie bei Olga Häusermann.

Aus meiner Sicht hat Olga Häusermann für die Russische Informationsmedizin Ähnliches geleistet wie die Begründer des NLP, Bandler / Grinder, für die Psychologie: von den großen Lehrern, Heilern und Meistern lernen und das Gelernte in ein überschaubares System zusammenfassen.

So war ich überaus glücklich, als mir eines Tages Olga Häusermann und der Goldmann Verlag anboten, gemeinsam ein Buch über die Russische Informationsmedizin zu schreiben und dort auch mein eigenes Wissen einzubringen.

Sie finden in diesem Buch Hilfe und Unterstützung für jede Lebenslage, nicht nur für Ihre Gesundheit, sondern auch für Ihren Beruf, Ihre Finanzen, Ihre Beziehungen – es gibt kaum einen Lebensbereich, in dem sich die russischen Techniken nicht einsetzen ließen. Möge dieses Buch Ihnen, liebe Leser, und allen Menschen, die mit Ihnen zu tun haben, zum Segen gereichen.

Klaus Jürgen Becker
Seefeld, Mai 2014

Hoffnungen und Möglichkeiten

Wenn ein Mensch krank ist, so wünscht er sich nichts sehnlicher, als gesund zu werden. Wenn jemand erschöpft und niedergeschlagen ist, wünscht er sich nichts sehnlicher, als sich zu regenerieren und aufzurichten. Wer Beziehungsprobleme hat, der wünscht sich eine gute Lösung für sich und seinen Partner. Wer sich als Opfer des Zufalls erlebt, wünscht sich nichts sehnlicher, als das Leben nach seinen Herzenswünschen gestalten zu können.

In der Vergangenheit war es üblich, dass der Mensch die Sorge um sein Wohlergehen anderen anvertraute. In dieser besonderen Zeit zu Beginn des 21. Jahrhunderts beginnen immer mehr Menschen damit, die Verantwortung für ihre Lebensumstände und ihre Gesundheit in die eigenen Hände zu nehmen. Doch leider ist das, was *jenseits* der Möglichkeiten der derzeit anerkannten Schulmedizin liegt, noch weitgehend unbekannt. Wir sprechen hier von den Möglichkeiten der Russischen Informationsmedizin, die erst in dieser Zeit mehr und mehr in den Blickpunkt der Öffentlichkeit rücken.

Die Schulmedizin behandelt vorwiegend den physischen Körper, der nur das letzte Glied einer Kette ist. Deshalb hält trotz schulmedizinischer Behandlung manche Besserung nicht lange vor. Oder die Krankheit wechselt ihren Platz im Körper (wandert z. B. von der Galle in den Magen), verbleibt aber weiter in ihm. Oder sie verlagert sich vom körperlichen in den seelischen Bereich. Die Russische Informationsmedizin geht davon aus, dass jede Krankheit und sogar alle unglücklichen Umstände ihren Ursprung auf der Informationsebene haben (im Informationsfeld, morphischen Feld[1] des Menschen) und hier zuerst berichtigt werden sollten.

Das Bewusstsein jedes einzelnen Anwenders ist das einzige »Medikament« der Russischen Informationsmedizin. Durch die Arbeit mit den russischen Heiltechniken und die Umstellung auf eine gesunde Lebensweise können Sie Ihren Körper regenerieren, die Gesundheit wiederherstellen und Glück bringende Ereignisse in Ihrem Leben manifestieren. Die Heiltechniken sind kleine, leicht nachvollziehbare Konzentrationen, die es dem Menschen erlauben, seine Realität (Gesundheit, Ereignisse etc.) zu steuern und sein Bewusstsein zu entwickeln.

Ziel der Russischen Informationsmedizin ist es, das geistige Potenzial des Menschen zu entwickeln und die höhere Ebene des Bewusstseins, des Begreifens der Welt, zu erreichen; in dem Bewusstseinszustand zu leben, Schöpfer der eigenen Realität zu sein. In diesem höheren Zustand des Bewusstseins ist es möglich, das Leben in Einklang und Harmonie mit der ganzen Schöpfung zu gestalten und dauerhafte Gesundheit zu erlangen.

Die Russische Informationsmedizin bietet enormes Wissen und einfache Techniken als praktisches Handwerkszeug, die es ermöglichen, Organe zu regenerieren, zu genesen, sich zu verjüngen und gewünschte Lebensereignisse harmonisch für alle Beteiligten zu manifestieren.

In meinen Seminaren (OH)² erhalten die Teilnehmer seit einigen Jahren die Möglichkeit, sich dieses Wissen anzueignen und Techniken zu erlernen, die ihnen helfen, ihre Gesundheit wiederherzustellen, sich zu regenerieren und glückliche Ereignisse zu erschaffen. Dafür ist es nicht mehr notwendig, um die halbe Welt zu reisen oder in einem fernöstlichen Land unter unkomfortablen Bedingungen zu leben. Die Einfachheit der Methoden ist es, die die russischen Techniken so einzigartig macht. Sie können prinzipiell von jedem Menschen angewandt werden. Mit dem vorliegenden Werk ist es möglich, sich den Einstieg in dieses Wissen selbst zu erarbeiten.

Dem Zweifel die Hoffnung entgegensetzen

Die Realität und die eigene Gesundheit nach eigenen Wünschen zu steuern erscheint erst einmal als eine Utopie. Aber wie oft haben wir erleben dürfen, dass die Utopie von gestern zur Realität von morgen wurde! Stets wurden die Vorreiter eines neuen Bewusstseins erst belächelt, dann bekämpft und letztendlich bestätigt.

Vielleicht zweifeln Sie daran, dass Sie die Realität und Ihre Gesundheit selbst steuern können – doch nehmen wir einmal an, dies wäre möglich: Welcher lang ersehnte Wunsch, welche lang ersehnte Genesung könnte dadurch für Sie in Erfüllung gehen? Bewegen Sie diese Frage in Ihrem Herzen und lassen Sie Ihre persönliche Antwort auf diese Frage zu einer Flamme der Sehnsucht in Ihnen werden.

»Zweifel schläfert man ein, indem man Hoffnungen weckt«, sagte einmal Gerhard Uhlenbruck. Und in diesem Sinne wollen wir hier die Brücke der Hoffnung bauen für all jene, die den Mut und die Bereitschaft haben, die Verantwortung für ihr Leben und ihre Gesundheit zu übernehmen.

Vielleicht hilft uns an dieser Stelle die Erkenntnis, dass die Beispiele menschlicher Irrtümer nahezu endlos sind. Nachfolgend einige Irrtümer der Menschheit:

- Im Jahr 1899 wollte *C. H. Duell*, der Beauftragte des US-Patentamts, das Patentamt schließen lassen mit der Begründung: »Alles, was erfunden werden kann, ist bereits erfunden worden.«
- »Trotz allem kommenden wissenschaftlichen Fortschritt wird der Mensch nie einen Fuß auf den Mond setzen.« (*Lee Dee Forest*, amerikanischer Erfinder)
- »Flugzeuge sind interessante Spielzeuge, aber von keinem

militärischen Wert.« (*Marschall Ferdinand Foch*, Professor für Strategie)
- »Das Telefon hat zu viele ernsthaft zu bedenkende Mängel für ein Kommunikationsmittel. Das Gerät hat von Natur aus keinen praktischen Wert für uns.« (*Western Union*, interne Meldung, 1876)
- »Die drahtlose Musikbox hat keinen denkbaren kommerziellen Wert.« (ein potenzieller Investor zur Erfindung des Radios in den 1920er Jahren)
- »Wer zum Teufel will Schauspieler reden hören?« (*Warner Brothers* über Tonfilme, 1927)
- »Schwerer als Luft? Flugmaschinen sind unmöglich.« (*Lord Kelvin*, Präsident der *Royal Society*, 1895)
- »Wir mögen den Sound nicht, und außerdem ist Gitarrenmusik sowieso dabei auszusterben.« (*Decca Recording Co.* begründet die Ablehnung der Beatles, 1962.)
- »Atomenergie wird es niemals geben.« Hier irrte sich sogar ein Genie wie Albert Einstein.
- »Ich denke, es gibt weltweit einen Markt für vielleicht fünf Computer« (*Thomas Watson*, Vorsitzender von *IBM*, 1943) bzw. »Es gibt keinen Grund, warum irgendjemand einen Computer. in seinem Haus wollen sollte.« (*Ken Olson*, Präsident *Digital Equipment Corp.*, 1977) Für das Jahr 2015 rechnen Experten mit über fünf Milliarden PC-Nutzern!
- »E-Mails sind ein absolut unverkäufliches Produkt.« (Ein Manager der *Sharp Associates,* 1979) Heute werden täglich mehr als 200 Millionen E-Mails versendet!

Stets sind es die Versuche mutiger Pioniere, die uns eines Besseren belehren.

Zweifel sind Verräter, sie rauben uns, was wir gewinnen können, wenn wir nur einen Versuch wagen.
WILLIAM SHAKESPEARE

Heilweisen damals und heute

Die Entwicklung der Heilweisen in (prä-)historischen Kulturen – unser kulturelles Erbe

Lassen Sie uns nun gemeinsam durch die Geschichte der Medizin reisen, um anschließend bei der vielleicht modernsten und zugleich humansten Heilform zu landen, die unser Planet derzeit zu bieten hat – der Russischen Informationsmedizin.

Die Heilweisen früher Kulturen gingen von einem beseelten Universum aus, in dem der Mensch ein Teil der gesamten Schöpfung war. Für die antiken Kulturen und Naturvölker war es selbstverständlich, dass wir Menschen in ständiger Wechselwirkung mit der gesamten Schöpfung stehen. Sie nützten die Fähigkeit der Hellsicht und erweiterten Wahrnehmung im täglichen Leben. Sie beorderten Priester(innen) bzw. Seher(innen), die nicht materiellen, subtilen Einflüsse wahrzunehmen und die Dinge zum Wohle des Volkes und des Einzelnen zu lenken. Hierfür einige Beispiele:

In Lemurien: Der Legende nach gab es vor Urzeiten einen sagenhaften, inzwischen versunkenen Kontinent namens Lemurien (auch Mu genannt), der entweder in Polynesien oder im ostindischen Meer gelegen haben soll. Die Vorstellung von Lemurien geht u. a. zurück auf Maya-Forschungen des französischen Archäologen *Charles Étienne Brasseur de Bourbourg* und auf Aufzeichnungen der Hopi. Der Legende nach haben die Bewohner von Mu um die »Einheit aller Königreiche der Natur« (Menschen, Tiere, Pflanzen, Mineralien) gewusst. Aus ihrem Einheitsbewusstsein soll es ihnen weitgehend möglich gewesen sein, die Realität zu steuern. Ein bekanntes Medium in den USA, *Jach Pursel*[3], berichtet in seinen Channelings von dieser Zivilisation. Damals soll es den »alten Träumer von Lemurien« gegeben haben: Was immer der alte Träumer von Lemurien träumte, wurde unmittelbar Wirklichkeit. Heilung bedeutete für die Lemurier, in Einklang mit den Königreichen der Natur zu kommen. Hierbei wurde der Heilung der Emotionen besondere Aufmerksamkeit geschenkt. Die Heiler dieser Zeit sollen nicht nur über ein detailliertes Wissen in Bezug auf die Wirkkräfte von Pflanzen, Kräutern und Symbolen verfügt, sondern auch die Kunst der Medialität bzw. Hellsicht beherrscht haben.

In Atlantis: Nach Lemurien soll es eine Hochkultur namens Atlantis gegeben haben. Atlantis wurde erstmals von dem griechischen Philosophen *Platon* (428–347 v. Chr.) erwähnt und beschrieben. Die Bewohner von Atlantis sollen große Priester und Raumforscher gewesen sein, welche technologisch ihrer Zeit voraus waren. In Heiltempeln wurde der Legende zufolge vorwiegend mit geistiger Kraft geheilt, u. a. in Verbindung mit dem Einsatz von Edelsteinen, insbesondere Bergkristallen für Heilzwecke.[4] Heilung bedeutete für die alten Atlanter, sich von negativen Gedanken zu reinigen. Nach einer jahrtausendelangen Blüte in Atlantis gab es Platon zufolge eine Phase der Dekadenz: Statt ihre gewaltige geistige Kraft für die Heilung und zum Wohle des gesamten Planeten zu nutzen, hatten die Atlanter sich in Gier nach Macht und Reichtum zu einer aggressiven Kriegsmacht mit gewaltigem Expansionsstreben entwickelt. Dies leitete ihren Untergang ein. Platon zufolge[5] soll Atlantis »als Strafe für die Hybris seiner Herrscher« etwa 9600 v. Chr.[6] innerhalb »eines einzigen Tages und einer unglückseligen Nacht« untergegangen sein: »… damit sie, durch dieselbe zur Besinnung gebracht, zu einer edleren Lebensweise zurückkehrten«[7].

In China: In China erkannte man bereits vor Jahrtausenden, dass der Einzelne nur durch seine Wechselwirkungen innerhalb des großen Ganzen erfassbar ist. Der Mensch wurde als Mikrokosmos innerhalb des Makrokosmos angesehen. Nur wenn weiblich-empfangendes (Yin) und männlich-dynamisches Prinzip und die daraus sich ergebenden fünf grundlegenden Elemente (Holz, Feuer, Erde, Metall und Wasser) sich in gesunder Harmonie aufeinander beziehen, ist, so die Lehre der Traditionellen Chinesischen Medizin, der Mensch gesund.

In Ägypten: Etwa 4000 v. Chr. bis 330 v. Chr. war die Blütezeit des alten Ägyptens, das die Nachfolgekultur der Atlanter gewesen sein könnte. Über die Kultur und Heilweisen des alten Ägyptens gibt es zahlreiche historisch anerkannte Artefakte und Aufzeichnungen. Die Ägypter verfügten über ein umfangreiches anatomisches Wissen und eine für die damalige Zeit sehr fortgeschrittene ägyptische Medizin. Als Begründer der ägyptischen Medizin gilt der Priester-Arzt *Imhotep* am Hof des Pharaos Djoser. Imhotep wurde von den Ägyptern und später von den Griechen als Verkörperung des Heiler-Gottes Asklepios verehrt. Die Ägypter kannten die Unterteilung des Menschen in zehn verschiedene Aspekte:[8] *Khat* (physischer Körper), *Hari* (physisches Herz), *Ab* (geistiges Herz oder Gewissen), *Khabit* (Schatten), *Sekhem* (Vitalkraft), *Ka* (Energiekörper), *Khu* (geistiger Körper), *Ba* (geistiger Kanal), *Sahu* (kosmischer Körper) und *Ren* (Name).

In Griechenland: Während die Völker des Alten Testaments[9] davon ausgingen, dass Krankheit eine Strafe Gottes sei, betrachteten die Griechen der gleichen Zeit Medizin als eine Wissenschaft. Die Griechen der Antike wussten bereits um den Einfluss des psychischen Zustandes auf die Gesundheit. Es gab Heiltempel, die dem Heiler-Gott Asklepios geweiht waren. Der Stab des Asklepios, um den sich eine Schlange wickelt, wurde zum Symbol der Ärzte und bedeutet noch heute Erneuerung, Wiedergeburt und Heilung – analog zur Fähigkeit der Schlange, die alte Haut abzustreifen. Im alten Griechenland kannte man bereits die Heilung auf geistigem Weg, hier insbesondere mithilfe von induzierten Heilträumen. Eine weitere wichtige Heiler-Persönlichkeit sowohl Ägyptens wie auch Griechenlands war *Hermes Trismegistos*.[10] Eine Parallele zu der Russischen Informationsmedizin finden wir in seinem Lehrsatz: »Wie oben, so unten, wie innen, so außen, wie im Großen, so im Kleinen!«

In Rom: Mit der Eroberung Griechenlands durch die Römer wurden nicht nur die griechischen Götter, sondern auch die griechischen Heilweisen übernommen und weiterentwickelt. Der bekannteste ist der römische Arzt *Galen* (Galenus von Pergamon). Seine Einteilung des Menschen in vier Grundtypen (Sanguiniker/ Blut, Phlegmatiker/ Schleim, Melancholiker/ schwarze Galle, Choleriker/ gelbe Galle), die sogenannte Viersäftelehre, hatte sich bis über das 15. Jahrhundert hinaus in der westlichen Medizin gehalten – heute gilt die aus ihr überlieferte Behandlungsmethode als widerlegt und medizinisch wertlos. Zu Galens Verdienst gehört, dass er eine Lebenskraft proklamierte, die er *physis* nannte. Es gibt einen Grundgedanken Galens, der auch aus dem 21. Jahrhundert stammen könnte und der sich mit den modernsten Erkenntnissen der Russischen Informationsmedizin deckt: der Glaube, dass der Mikrokosmos Mensch eng mit dem Makrokosmos, der Natur und dem Universum, ja der gesamten Weltschöpfung verbunden ist und diese widerspiegelt. Leider neigte Galen auch hier zu Pauschalisierungen –

er suchte die Lösung in der Astrologie, so wie er es von den Persern und Arabern gelernt hatte: Nach Galens Lehre stand beispielsweise die Sonne für das Herz, der Mars für die Muskeln usw. Wenn wir von der Neigung Galens, in astrologischen Kategorien zu denken, einmal absehen, finden wir bei Galen einen Grundgedanken, der sich auch bei der Russischen Informationsmedizin zeigt: Heilung als ein wechselseitiger Prozess in Einklang mit der Weltschöpfung!

Das Christentum: Die Bibel führt viele Beispiele dafür auf, wie Jesus Christus die Menschen durch Gebet, durch Berührung oder durch bloße Aufforderung von Lahmheit, Blindheit heilte und sogar Tote auferstehen ließ. Hieraus hat sich über die Jahrhunderte die Anrufung von Heiligen entwickelt, die als Mittler zwischen Gott und Mensch über göttliche Kräfte verfügen sollen. Seit Jahrhunderten erfahren Gläubige, indem sie zu Heiligen (zum Beispiel Pankratius um Heilung von Kopfschmerzen, zu Valentin um Heilung bei Gicht, zu Peregrin um Heilung von Krebs usw.) beten, eine Stärkung der Selbstheilungskräfte und eine Beschleunigung ihrer Heilung. Was wir von der Anrufung der Heiligen lernen können, ist, dass durch konzentrierte Gebete Heilungen angeregt werden können. Erst in unserer Zeit wird dem Menschen zunehmend bewusst, dass er auch ohne Mittler, durch Konzentrationen bzw. Gebete etwas für seine Gesundheit tun kann, indem er sich direkt an den Schöpfer bzw. an die ihm innewohnende göttliche Heilkraft wendet. Es gibt zahlreiche (oftmals charismatische) Zweige des Christentums, die sich in der heutigen Zeit ausgiebig dem Thema der Heilung durch den Heiligen Geist widmen.

Die Klostermedizin: Jahrhundertelang waren die Klöster die bevorzugten Orte, an denen sich Menschen in Abgeschiedenheit vom Lärm der Welt der Heilung der Seele – und des Körpers – widmen konnten. Manches medizinisch bedeutsame Buch war ausschließlich in den Klosterbibliotheken erhältlich. Viele Mönche waren gebildet genug, um die einheimischen wie die ausländischen Schriften zu lesen. Sie wurden inspiriert durch den christlichen Auftrag, sich aus Nächstenliebe um die Kranken zu kümmern. So kam es, dass die Klöster im Zeitraum vom 5. bis zum 12. Jahrhundert geradezu ein Monopol auf ärztliche Versorgung hatten. Die meisten bedeutsamen Klöster enthielten dafür ein eigenes *Infirmarium* (so wurde der separate Bereich für die Kranken damals genannt). Allerdings wurde in den meisten Klöstern etabliertes Wissen nicht weiterentwickelt, sondern lediglich Bestehendes verteidigt und etabliert.

Eine Ausnahme war hier *Hildegard von Bingen*, die mit dem Mut und der Entschlossenheit einer Löwin gegen verkrustete Dogmen der Kirche rebellierte und mit akribischer Sorgfalt das Chaos an Arzneien und Behandlungsformen der Klostermedizin in eine überschaubare Ordnung brachte. In der Neuzeit wurde die Verbindung von Naturheilkunde und Religion, für die Hildegard stand, einem materiellen Weltbild untergeordnet. Erst im 20. Jahrhundert wurden die wertvollen Schriften der Hildegard durch den österreichischen Arzt *Gottfried Hertzka* übersetzt und als eine medizinische Lehre formuliert. Damit wurde die Bedeutsamkeit des Glaubens an die Natur und an Gott, wie es Hildegard entsprach, in die moderne Zeit zurückgebracht.

Hildegard stand für den Mut des Menschen, unabhängig von der Meinung Dritter direkt als Helfer des Schöpfers zu wirken. Hildegard glaubte ebenso wie die Russische Informationsmedizin daran, dass Hellsichtigkeit eine praktisch nutzbare Realität ist. Auch wenn es bei der Russischen Informationsmedizin im Gegensatz zur Lehre Hildegards nicht um Pflanzen und Heilkräuter, sondern um rein geistige Techniken geht, dient uns Hildegard als Beispiel dafür, dass wir der eigenen Wahrnehmung vertrauen können. Um dieses Selbstvertrauen in die eigene Wahrnehmung geht es auch bei der Russischen Informationsmedizin.

Die Signaturenlehre: Im 16. Jahrhundert lebte in Deutschland ein Mann namens *Phillippus Theophrastus Bombastus von Hohenheim* – später »Paracelsus« genannt. Paracelsus verbreitete die »Signaturenlehre«, die Merkmale der Natur mit der Konstitution des Menschen und seiner Gesundheit in Verbindung brachte. Hierbei ging er nach dem Ähnlichkeitsprinzip vor. So ging er davon aus, dass beispielsweise die Walnuss gut fürs Gehirn sei, da ihr Aussehen Ähnlichkeit mit dem Gehirn aufweise. Die Schlüsse, welche Paracelsus aus seinen Beobachtungen zog, sollten sich im Laufe der darauffolgenden Jahrhunderte teilweise als wegweisend und teilweise als abwegig erweisen. Der Signaturenlehre verdanken wir die Idee, Analogien für innere Heilungsprozesse in der Natur zu suchen. Sie legte den Grundstein für eine weitaus bedeutsamere Lehre, die dieser folgen sollte.

Die Homöopathie: Hundert Jahre nach Paracelsus begründete der deutsche Arzt *Samuel Hahnemann* (1755–1843) ein heilkundliches System, das das Ähnlichkeitsprinzip des Paracelsus weiterentwickelt – die Homöopathie, nach der Ähnliches mit Ähnlichem geheilt werde (*similia similibus curentur*). In den Symptomen einer Krankheit betrachtete *Hahnemann* nicht die Krankheit selbst, sondern eine Heilreaktion, genauer gesagt den Versuch des Körpers, die tiefer liegende, eigentliche (»geistige«) Krankheit zu heilen, die er mit seinen den Heilreaktionen »ähnlichen« Mitteln unterstützen wollte. Die Homöopathie führt uns vor Augen, dass es nicht die materielle Substanz ist, die heilt, sondern »der Geist des Mittels«, der über die Globuli oder die Dilution eingenommen wird. Denn in einer D24-Potenz (»Verdünnung«) ist rechnerisch gesehen nicht einmal mehr ein einziges Molekül der Ursubstanz enthalten.

Wie die Homöopathie haben es sich die russischen Heiltechniken zur Aufgabe gemacht, gestörte Funktionen – in der Homöopathie verstimmte Lebenskraft, bei den russischen Heiltechniken Abweichungen von der göttlichen Norm bzw. Ordnung[11] – wieder zu regulieren. Dafür beschreiten Homöopathie und Russische Informationsmedizin jeweils eigene Wege.

Schulmedizin – der Kampf gegen Viren und Bakterien

Die ganzheitlich orientierte Signaturenlehre und die Homöopathie erhielten zeitgleich Konkurrenz durch Entwicklungen, die auf der logisch-analytischen Basis Menschen zu heilen versuchten und die sich später als »Schulmedizin« bezeichneten. Die Wurzeln für diesen Ansatz reichen einige Jahrhunderte zurück:

Im 13. Jahrhundert hatte der Philosoph *Wilhelm von Ockham* (1288–1347) eine Trennung von Naturwissenschaft und Theologie, Vernunft und Glaube, Körper und Seele bzw. Geist proklamiert. Diesen Gedanken folgend, begann in den darauffolgenden Jahrhunderten das intellektuelle, logische Denken die analogen Ansätze in den Hintergrund zu verdrängen. Man war mehr und mehr der Meinung, dass es lediglich Materie gebe. Sämtliche Informationen, die auf andere Wirkungsebenen (Seele, Geist, Bewusstsein) hinwiesen, wurden unterdrückt bzw. für Humbug erklärt. Im Zuge dieser Entwicklung verkümmerte die Fähigkeit zu außer- bzw. übersinnlicher Wahrnehmung und zum Denken in Analogien.

Im Jahr 1876 wurde ein Denken, das sich ausschließlich an der Materie orientierte, auch in der Medizin offiziell bestätigt. Damals gelang es dem deutschen Arzt und Mikrobiologen *Robert Koch* (1843–1910), den Erreger der Milzbrandkrankheit, *Bacillus anthracis*, außerhalb des Organismus zu züchten, seine Entwicklung zu dokumentieren und lückenlos darzulegen, welche Funktion er im Verlauf dieser Krankheit hat. Seine Forschungsergebnisse führten Robert Koch und seine Anhänger zu der Folgerung, dass Krankheiten durch feindliche Erreger ausgelöst würden, die von außen in den Menschen hineinkämen und die es zu bekämpfen gelte, vielleicht ähnlich wie ein Vaterland (»Körper«) gegen äußere Feinde (»Erreger«) mit Waffengewalt verteidigt werden muss.

Kochs Zeitgenosse und Konkurrent *Louis Pasteur* (1822–1895) erkannte bereits, dass nicht die Bakterien, sondern die Konstitution entscheidet, ob sich ein Mensch einer Krankheit öffnet: »Die Mikrobe ist nichts, der Boden ist alles!« Diese These erklärt, warum einige Jahrzehnte zuvor Napoleon pestkranke Soldaten besuchen konnte, ohne sich anzustecken – die Pest fand bei Napoleon aufgrund seiner starken Konstitution keinen Boden. Trotz dieser Erkenntnis plädierte Pasteur ebenfalls dafür, Bakterien zu bekämpfen. Pasteur zu Ehren bezeichnet man noch heute das kurzzeitige Erwärmen von Milch, um Krankheitserreger abzutöten, als Pasteurisierung. Koch und Pasteur waren Wegbereiter für Volksimpfungen, aufgrund derer ehemals todbringende Krankheiten (»Seuchen«) ausgerottet werden konnten.

Im Zuge der Entdeckungen von Koch, Pasteur und anderen brach die wissenschaftliche Medizin komplett mit der über Jahrhunderte überlieferten Herangehensweise von Klostermedizin und Homöopathie, was einerseits deutliche

Fortschritte, insbesondere im Bereich der Volkshygiene, brachte, andererseits die über Jahrhunderte überlieferte Medizin ihrer Wurzeln beschnitt.

Die Medizin richtete ihren Blick nicht mehr auf den ganzen Menschen, der erkrankt war, sondern konzentrierte sich auf den einzelnen Körperbereich, von dem die Erkrankung ausging. Der Mensch wurde eher als eine »physiochemische Maschine« angesehen, bei der beim Erkrankten Teile zu reparieren oder auszutauschen waren. Jede Behandlungsmethode sollte eine vorhersagbare Wirkung haben. So wurde dem Erleben von Heilung ein mechanistisches Konzept übergestülpt.

Die sich daraufhin immer weiter entwickelnde Chirurgie konnte unzählige Leben retten, indem sie kranke Teile aus einem Menschen herausschnitt, Organe und Körperteile ersetzte, Gebrochenes und Verletztes wieder zusammenflickte. Die Entdeckungen der modernen Pharmazie (wie z. B. Kopfschmerztabletten) konnten zahlreiche Symptome lindern oder beseitigen. Kaum jemand möchte heute auf diese Errungenschaften verzichten.

Es gibt allerdings zu denken, dass heutzutage 500 Millionen Menschen an Malaria erkrankt sind, es für Aids immer noch keinen effektiven Impfstoff gibt, es für das Entstehen von Krebserkrankungen immer noch keine schulmedizinisch angebotene Vorbeugung gibt und die Menschen zwar länger leben als früher, aber nicht unbedingt gesünder sind. Wir erleben in unserer Zeit einen Anstieg der Infektionskrankheiten und eine zunehmende Entwicklung von Resistenzen bei Bakterien, die u. a. auch auf häufige Verabreichung von Antibiotika zurückzuführen ist.

Könnte es sein, dass die Ausbeutung der Erde, das Mästen und Schlachten von Tieren in Massen unter oftmals unwürdigen Bedingungen und die Unterdrückung und Ausbeutung fremder Völker den Nährboden für Krankheiten gibt, derer die Schulmedizin nicht Herr werden kann?

Hier könnte uns die lange Zeit in Vergessenheit geratene Signaturenlehre helfen, Parallelen zwischen dem, was in der Welt, und dem, was in den Körpern von Menschen geschieht, zu erkennen: Weist nicht die tumorartige parasitäre Ausbeutung, mit der eine Krebszelle im Körper des Betroffenen das umliegende Gewebe zerfrisst, beängstigende Parallelen auf zur Ausbeutung der Erde (Abholzung der Regenwälder, Verbrauch von Getreide als Viehfutter für Schlachtvieh, während ein großer Teil der Welt hungert etc.)? Könnte es sein, dass die starke Verabreichung von Antibiotika (*anti bios*, gegen das Leben) makrokosmisch dem Versuch entspricht, »Feinden« unserer Kultur mit massiven Mitteln habhaft zu werden (der sogenannte politische »Kampf gegen das Böse«)? Hierüber mag sich jeder seine eigenen Gedanken machen.

In der Frühzeit der Schulmedizin wurde der geistig-seelische Hintergrund einer Erkrankung geleugnet und der besonderen menschlichen Beziehung zwischen Arzt und Patient keinerlei Bedeutung beigemessen. Es ging nicht darum, dem Patienten Möglichkeiten zu zeigen, sich selbst zu heilen und auch die Ursachen von Erkrankungen zu lösen, sondern darum, das Symptom in den Griff zu bekommen. So wurde der menschliche Körper aus seiner Allverbundenheit herausgenommen und zu einem biochemischen Reaktor degradiert. Leider bestimmt diese mechanistische Betrachtungsweise auch heute noch das Denken vieler Menschen, nicht nur von Laien, sondern auch noch von Ärzten. Der Begriff »Allopathie« (*allos*, anders beschaffen, verschieden; *pathein*, leiden) offenbart, dass das Symptom der Krankheit bei allopathischer Anwendung verschoben (aber deren Grund nicht aufgelöst) wird.

Im Positiven gibt es jedoch auch eine Parallele zwischen klassischer Schulmedizin und der Russischen Informationsmedizin: Beide suchen im Dienste der Gesundung des Menschen nach dem effektivsten und einfachsten Weg, jede auf ihre Weise. Mittlerweile hat sich die Schulmedizin weiterentwickelt. Sie ist mehr und mehr bestrebt, geistig-seelische Faktoren zu berücksichtigen und den Menschen als Ganzes zu betrachten. Für diese Entwicklung waren drei große Psychiater bzw. Ärzte wegweisend, um die es im nächsten Kapitel gehen wird.

Die Entdeckung der Psychosomatik

Wer waren diese drei Psychiater bzw. Ärzte, die zu Beginn des 20. Jahrhunderts eine neue Betrachtungsweise von Krankheit und Heilung einläuteten?

- Als Begründer der Psychoanalyse gilt der Neurologe *Sigmund Freud* (1856–1939). Freud verdanken wir die Vorstellung der Verdrängung und die Erkenntnis, dass es im Menschen verschiedene Anteile gibt (Ich, Es, Über-Ich), die auf seinem Entwicklungs- und Heilungsweg zu berücksichtigen sind.
- Sein jüngerer Kollege aus der Schweiz, *Carl Gustav Jung* (1875–1961), ging davon aus, dass in jedem und durch jeden Menschen sogenannte Archetypen und Bilder universeller Gültigkeit wirken, in deren bewusster Begegnung der Mensch innere Harmonie, Individuation und damit »seelische Gesundheit« erreichen könne.

Ich glaube, dass Heilen auf nicht materiellem Weg, durch geistige Methoden, eine Zukunft ungeahnter Möglichkeiten hat. Und ich glaube, dass ihr Bereich allmählich über das, was wir heute, zu Recht oder Unrecht, als »funktionell« bezeichnen, hinauswachsen und auch alles Organische umschließen wird. Ich sehe die Morgenröte einer neuen Zeit vor mir aufleuchten, in der man gewisse chirurgische Eingriffe, z. B. an inneren Gewäch-

sen, als bloße Flickarbeit ansehen wird, voller Entsetzen, dass es überhaupt einmal ein so beschränktes Wissen um Heilmethoden gab. Dann wird kaum noch Raum sein für althergebrachte Arzneimittel. Es liegt mir fern, die moderne Medizin und Chirurgie irgendwie herabzusetzen, ich hege im Gegenteil große Bewunderung für beide. Aber ich habe Blicke tun dürfen in die ungeheuerlichen Energien, die der Persönlichkeit selbst innewohnen, und in solche außerhalb liegenden Quellen, die unter gewissen Bedingungen durch sie hindurchströmen und die ich nicht anders als göttlich bezeichnen kann. Kräfte, die nicht allein funktionelle Störungen heilen können, sondern auch organisch bedingte, die sich als bloße Begleiterscheinungen seelisch-geistiger Störungen herausstellten.[12]

C. G. JUNG

- Der österreichische Arzt und Psychotherapeut *Alfred Adler* (1870–1937), Begründer der Individualpsychologie, erkannte in seiner Arztpraxis, dass Heilerfolge unterstützt werden, wenn der Patient als unwiederholbar Einmaliges, als Individuum und als Ganzheit behandelt und verstanden wird.

Für die damalige Schulmedizin war es schwer zu respektieren, dass Gemüt und Psyche die Gesundheit beeinflussen können – so wurde die Tragweite psychischer Faktoren für die allgemeine Gesundheit lange Zeit heruntergespielt. Bereits im Jahr 1818 sagte der deutsche Arzt *Heinroth*, körperliche Krankheiten könnten seelische Ursachen haben, doch Heinroth fand kein Gehör, da seine Idee als »unwissenschaftlich« galt.

Freud, Jung und Adler ist es zu verdanken, dass die Psyche[13] als Einflussfaktor auf den Gesundheitszustand des Menschen mittlerweile anerkannt ist und wir heute den Begriff »psychosomatische Erkrankungen« kennen. Wir wissen heute um die Wechselwirkung von psychischen und körperlichen Faktoren, zum Beispiel, dass Ärger auf die Galle schlagen kann, oder umgekehrt, dass Magenschmerzen eine seelische Verstimmung nach sich ziehen können.

Die Russische Informationsmedizin betrachtet den Menschen als eine Einheit von Körper, Seele, Geist und Bewusstsein. Sie geht davon aus, dass der Mensch durch sein Bewusstsein Einfluss auf seine Gesundheit, seine psychische Verfassung und die Ereignisse in seinem Leben nehmen kann. In jedem von uns liegt dieses Wissen als schöpferisches Potenzial verborgen und wartet darauf, dass wir es entdecken.

Mitte des 20. Jahrhunderts gelang *Richard Bandler* (* 1950) und *John Grinder* (* 1939) ein Geniestreich: Sie beobachteten große, als besonders erfolgreich geltende Psychologen – wie *Fritz Perls, Virginia Satir, Gregory Bateson, Milton H. Erickson* und *Moshé Feldenkrais* –, und entwickelten daraus ein für »gewöhnliche« Psychologen nachvollziehbares, sehr durchstrukturiertes Modell für Therapie und

Persönlichkeitsentwicklung, das sie Neurolinguistisches Programmieren (NLP) nannten. Vielleicht ist dieses Vorgehen vergleichbar mit der Arbeit der großen russischen spirituellen Lehrer, die die Grundlage für die Russische Informationsmedizin mit ihren wirkungsvollen Konzentrationen der Menschheit zur Verfügung stellten.

> *Was die Zähne kauen, ist die Arznei nicht; niemand sieht die Arznei. Es liegt nicht am Leib, sondern an der Kraft.*
>
> PARACELSUS

Gesundheit und Krankheit aus Sicht der Weltgesundheitsorganisation

Gesundheit ist laut Weltgesundheitsorganisation »ein Zustand des vollständigen körperlichen, geistigen und sozialen Wohlergehens und nicht nur das Fehlen von Krankheit oder Gebrechen«. Gesundheit hängt sprachlich mit »Gesinntheit« zusammen und beinhaltet die bewusste Nutzung der in uns angelegten schöpferischen Kräfte. Gemäß der Russischen Informationsmedizin ist die Voraussetzung für die Gesundheit des Menschen, das Leben in Einheit und Einklang mit der ganzen Weltschöpfung zu führen.

Krankheit (vom mittelhochdeutschen *krancheit*, Schwäche, Leiden, Not) wird von der Weltgesundheitsorganisation als Störung der Funktion des Körpers oder eines Körperteils, der Gefühle oder des Geistes verstanden. Das Sozialversicherungsrecht versteht unter Krankheit einen »regelwidrigen Körper- oder Geisteszustand, der die Krankenbehandlung notwendig macht« (vgl. § 120 Abs. 1 Z 1 ASVG).

Placebo – heilende Einbildung?

Bislang haben wir uns unter anderem mit den Heilweisen in der Vergangenheit auseinandergesetzt. In dem Zusammenhang gibt es ein verblüffendes Zitat: *Arthur Shapiro*, Professor für Evolution und Ökologie an der Universität Davis, resümiert:[14] »Die gesamte Geschichte der Medizin ist die Geschichte eines Placebo-Effektes!« Diese These scheint erst einmal gewagt. Machen wir uns jedoch an dieser Stelle bewusst, dass es erst seit knapp hundert Jahren üblich ist, Heilerfolge nach den Maßstäben des logischen Verstandes zu untersuchen und statistische Wirksamkeitsnachweise zu erstellen, erscheint sie recht wahrscheinlich.

Prof. Dr. med. Franz Porzolz, Direktor des *Evidence-based Medicine*-Instituts an der Universität Ulm, postuliert, dass bei *jedem* Medikament der größte Teil seiner Wirksamkeit in der Information liegt, die mit der Einnahme verbunden wird, und dass es letztendlich kein Medikament ohne Placebo-Effekt gebe.

Auf seiner DVD *Warum wirken Placebos und Homöopathie?*[15] erläutert der Wissenschaftler und Erfinder *Richard*

Weigerstorfer die Hintergründe des Placebo-Effektes. Weigerstorfer postuliert, dass wir uns mittels Placebo an sogenannte heilende Informationsfelder anschließen, bei einem Placebo gegen Kopfschmerzen beispielsweise an das »Kopfschmerz-Befreiungs-Heilfeld«. Über die Bedeutung der »Informationsfelder« werden wir an späterer Stelle mehr erfahren.

Machen wir uns an dieser Stelle bewusst, was das Wort *Placebo* ursprünglich bedeutet. Dieser Begriff stammt nämlich nicht aus der Medizin, sondern aus der kirchlichen Liturgie und bedeutet wörtlich: *placebo Domino*,[16] »Ich werde dem Herrn gefallen!« … Womit wir bereits beim Glauben wären.

Früher wurde mehr denn je mit dem Glauben geheilt. Heute kann sogar die Statistik nachweisen: Wenn der Glaube des Heilers und gleichermaßen der Glaube des Patienten an die jeweilige Heilmethode vorhanden sind, potenziert sich der Heilerfolg.

Das Weltbild des Menschen – damals und heute

Der altüberlieferte Glaube an die Schicksals-Gottheiten

Seit Urzeiten fragt sich der Mensch, ob es Gesetzmäßigkeiten gibt, nach denen Schicksal zugeteilt wird – oder ob das, was uns geschieht, »Zufall« ist.

In der Antike vermutete man, dass es eine ordnende (göttliche) Instanz gibt, die jedem Menschen, jeder Gruppe und auch der ganzen Menschheit die Lebenserfahrungen zuteilt, die für ihn bzw. sie bestimmt sind. Man stellte sich diese als Schicksalsgöttinnen vor, die meist in Form einer Trinität auftauchten.

- Im Slawischen[17] (damit auch im russischen) Kulturraum sind diese als die drei *Zorya* bekannt: Morgenstern

(*Utrennjaja = morgendlicher Stern*), Abendstern (*Wetschernjaja = abendlicher Stern*) und Mitternachtsstern (*Polunotschnaja = mitternächtlicher Stern*).

- Bei den Griechen der Antike nannte man sie *Moiren (*Anteil, Los, Schicksal): *Klotho* (die Spinnerin), *Lachesis* (die Loserin) und *Atropos* (die Unabwendbare).
- Die alten Römer nannten sie *Parzen*: *Nona* (Neunte), *Decima* (Zehnte) und *Parca* (Geburtshelferin).
- Im indogermanischen Kulturkreis werden sie *Nornen* genannt. Sie heißen dort *Urd (*das Gewordene*)*, *Verdandi* (das Werdende) und *Skuld* (das Werdensollende). Im Vorspiel von Richard Wagners *Götterdämmerung* spielen diese Nornen eine entscheidende Rolle. Eine sehr schöne Skulptur der Nornen zeigt sich übrigens am Nornenbrunnen auf dem Münchener Maximiliansplatz.

Mit den monotheistischen Religionen setzte sich die Idee eines alles bestimmenden, einen Gott durch. Die durch Gottes Willen bestimmten Lebensereignisse bekamen den Namen *Schicksal* (vom altniederländischen *schicksel*, Fakt), *Los* (althochdeutsch; mittelhochdeutsch *omen*, Orakel), lateinisch *Fatum*, griechisch *Moira*, arabisch *Kismet*. Das *Schicksal* galt als »göttliche Vorsehung«, als unausweichliche Bestimmung einer unpersönlichen Macht. Christliche Kirchenlehrer wie *Augustinus* oder *Luther* führten den Glauben an die Alleinwirksamkeit der göttlichen Gnade und der Unfähigkeit des Menschen, sich ein gutes Schicksal zu verdienen, ein.

Antiken wie monotheistischen Lehren gemein ist der Glaube an die Unausweichlichkeit eines Ergebnisses (der »Bestimmung«), wie sie beispielsweise in den Sagen um Ödipus und Odysseus, aber auch im Alten Testament zum Ausdruck kommen.

Das mechanistische Weltbild

Im Zuge des bereits erwähnten naturwissenschaftlichen Denkens wandte man sich in der Neuzeit von dem Glauben an die Determination des menschlichen Lebens durch höhere Mächte ab. Stattdessen erklärte man den Zufall als treibende Kraft hinter allen Lebensprozessen. Auf der einen Seite wurde dadurch der Gedanke der Ohnmacht des Menschen gegenüber seinem Schicksal aufgehoben. Auf der anderen Seite war der Mensch jetzt dem Zufall ausgeliefert.

Aufbauend auf den Vorstellungen griechischer Vordenker wie Epikur und Demokrit, suchte man naturwissenschaftliche anstelle der mythologischen Erklärungen für die Welt. Wegweisend dafür war die Scholastik, die wissenschaftliche Denkweise und Methode der Beweisführung, die in der lateinischsprachigen Gelehrtenwelt des Hochmittelalters entwickelt und bis in die Neuzeit weitergeführt wurde.

Im 17. Jahrhundert postulierte der Wissenschaftler *René Descartes* (1596–1650) seine Grundgedanken von einem mechanistischen (und damit in letzter Konsequenz materialistischen) Weltbild. Descartes glaubte, das Leben sei ein rein mechanisches Geschehen. Das Tier sei wie eine Uhr mit Rädchen und Sprungfedern, und auch der Mensch sei eine Art Maschine: Das Gehirn sei eine Telefonzentrale, das Herz eine Pumpe, die Verdauung ein Kohleofen und die Luftröhre ein Schornstein. Das mechanistische Weltbild betrachtet lebende Organismen als »physiochemische Maschinen«. In diesem Weltbild gibt es nur die materielle Ebene mit ihren vorherbestimmten Abläufen. Eine Wechselwirkung von nicht materiellen (Geist, Seele, Bewusstsein) und materiellen Ebenen und zwischen den verschiedenen Objekten bzw. Wesen des Universums wird verneint.

Das mechanistische Denken geht von geschlossenen Systemen aus: Ich bin getrennt von dem Ganzen (der Mensch als »hautverkapseltes Ego«). Im Zuge des Denkens in geschlossenen Systemen entwickelten viele Menschen eine rücksichtslose materialistische Lebensweise (»Machbarkeitswahn«). Die negativen Auswirkungen zeigen sich auch noch heute in dem rücksichtslosen Profitdenken Einzelner, der Ausbeutung der Erde, der Versklavung der Natur und der Unterdrückung weniger entwickelter Völker durch eine Minderheit. Weniger Erfolgreiche erlebten ihre eigene Ohnmacht als ihr persönliches Scheitern, da es keine Schicksalsgötter mehr gab, denen sie ihren Misserfolg zuschreiben konnten.

In unserer Zeit wird immer mehr Menschen bewusst, dass weder der Glaube an eine schicksalsgestaltende ferne Gottheit noch der Machbarkeitswahn auf Dauer befriedigen können. Wir wissen heute, dass es keine geschlossenen Systeme gibt, sondern Einflussfaktoren, die in den etablierten Religionen wie auch im logisch-analytischen Denken bisher unbeachtet geblieben waren, und sind dabei, zu uns selbst und dem uns innewohnenden Potenzial zu erwachen.

Bescheidne Wahrheit sprech ich dir.
Wenn sich der Mensch, die kleine Narrenwelt,
Gewöhnlich für ein Ganzes hält,
Ich bin ein Teil des Teils, der anfangs alles war,
Ein Teil der Finsternis, die sich das Licht gebar,
Das stolze Licht, das nun der Mutter Nacht
Den alten Rang, den Raum ihr streitig macht.

GOETHE, FAUST. DER TRAGÖDIE ERSTER TEIL

Wie materiell ist die Materie? – Das Quantenvakuum

Die Materie ist die Vergangenheit des Bewusstseins.
SVETLANA SMIRNOVA, SERGEY JELEZKY

Bereits zu Beginn des 20. Jahrhunderts lösten Wissenschaftler wie *Max Planck, Niels Bohr, Albert Einstein, Werner Heisenberg, Erwin Schrödinger, John Archibald Wheeler* das Bewusstsein von den Fesseln des mechanistischen Weltbildes. Sie erkannten: Wenn man nur tief genug in die subatomaren

Bereiche eindringt, dann löst sich die Materie auf. Max Planck postulierte vor etwa 80 Jahren, dass es keine Materie gibt, nur einen hinter allem wirkenden intelligenten Geist.

Der wesentliche Bestandteil des Universums und auch jeder Form von Materie ist das sogenannte Quantenvakuum (auch »Quantenfeld« genannt). Das Quantenfeld ist jedoch nicht leer. Im Quantenfeld gibt es unendlich viele gleichschwingende (kohärente) Wellen (Schwingungen). Diese Schwingungen sind erst einmal Potenziale. Wie wir noch näher ausführen werden, steht das menschliche Bewusstsein in ständiger Wechselwirkung mit diesem Quantenfeld und verändert es ständig.

Kommt es z. B. durch das menschliche Bewusstsein zu einer Interferenz mit den kohärenten Wellen des Quantenfeldes, verändern sich seine gleichschwingenden (kohärenten) Wellen. Die Wellen werden dekohärent[18] und konkretisieren sich. Indem die Sinnesorgane des Menschen die dekohärent gewordenen Wellen erkennen und »übersetzen«, erlebt der Mensch seinen Sinneseindruck als »materielle Realität«. Dies bedeutet, dass Materie durch das Bewusstsein erschaffen und durch unsere Sinnesorgane konkretisiert wird. Da die Sinnesorgane von den Menschen – und von den meisten Tieren – auf ähnlich gestimmte Wellenfunktionen geeicht sind, entsteht dadurch die Wahrnehmung, in einer gemeinsamen Welt zu leben.

Was wir als Realität wahrnehmen, ist somit die Projektion von etwas viel Grundlegenderem, das auf einer tieferen Schöpfungsebene vor sich geht.[19]

Die Materie ist im Wesentlichen nichts, völlig substanzlos. Das Sicherste, was man über diese substanzlose Materie sagen kann, ist, dass sie mehr wie ein Gedanke ist, sie ist eine Art konzentrierte Information.[20]

Durch die Sinnesorgane wirkt die Materie wie ein fester solider Körper oder wie ein Gefühl oder Gedanke, aber in der Essenz handelt es sich um Informationen aus dem Quantenfeld, die die Sinnesorgane dekodieren. ... Dass sich die Welt in jedem Augenblick wiedererschafft, so wie wir sie kennen, hängt zu einem wesentlichen Teil von unserer Erinnerung – auch Information – ab, die sie immer wieder in der gleichen Weise herstellt.[21]

Das Leben, das wir mit unseren fünf Sinnesorganen wahrnehmen, ist keine »wahre Realität«. Die Quantenphysik hat gezeigt, dass Raum und Zeit nur eine Illusion unserer Wahrnehmung sind. Das Atom (alles, was wir sehen, und auch wir selbst bestehen aus Atomen) besteht zum größten Teil aus dem leeren Raum. Aber wie können dann diese Atome die Welt um uns herum erschaffen?

Unsere Körper sind »Transportmittel« für unsere geistigen Strukturen, für den göttlichen Geist. Alles schwingt, angefangen von Elektronen bis hin zum unendlichen Universum. Wir leben in einer Illusion unseres Körpers und der Illusion des Getrenntseins. In Wirklichkeit gibt es eine allgemeine geistige Verbindung zwischen allen Universen, und wir sind ein Teil von einem einheitlichen, alles umfassenden großen Ganzen.

Der kleine Junge betrachtete den Stern und
fing an zu weinen.
Der Stern fragte ihn: »Warum weinst du?«
Der Junge gab zur Antwort: »Weil du so weit fort
bist und ich dich nicht berühren kann!«
Da erwiderte der Stern: »Kleiner, wenn ich nicht schon in
deinem Herzen wäre, könntest du mich gar nicht sehen!«

JOHN MAGLIOLA

Teilnehmer statt Beobachter

Intention beeinflusst jedes Experiment.

Einstein unterlag noch dem Irrtum, wir seien dem Universum ausgesetzt: »Da draußen ist diese riesige Welt, die unabhängig von uns Menschen existiert!«[22] Doch sein Zeitgenosse John Wheeler berichtigte ihn bereits:

Wir hatten diese alte Vorstellung, dass es da draußen ein
Universum gibt und hier den Beobachter, durch eine Panzerglasscheibe sicher vor diesem Universum geschützt.
Wir lernen von der Quantenwelt, dass wir diese Panzerglasscheibe zertrümmern müssen, wenn wir ein Elektron
beobachten wollen. Wir müssen uns einlassen ... Das alte
Wort »Beobachter« müsste gestrichen und durch das
Wort »Teilnehmer« ersetzt werden. Die Experimente

lassen vermuten, dass das Beobachten eine Art schöpferischer Akt ist, dass das Bewusstsein dabei »schöpferisch« tätig wird.[23]

Wheeler erkannte, dass, entgegen bisherigem Glauben, die Realität nicht vorgegeben, sondern flexibel ist. Sie entsteht in ständigem schöpferischem Austausch mit unserem Bewusstsein. Wheelers Erkenntnisse binden den Menschen wieder in die Schöpfung mit ein. Einen Beweis für diese These lieferte der sogenannten Doppelspaltversuch: Wie ein Elektron sich verhält, hängt davon ab, wer es unter welchen Umständen beobachtet. Wir müssen erkennen, dass sogar die materielle Welt um uns nichts anderes ist als eine mögliche Bewegung des Bewusstseins.[24] Da der Beobachter die Beobachtung mitbestimmt, steuert er permanent seine Realität – meist ohne sich dessen bewusst zu sein.

Der Beobachter beeinflusst durch sein Beobachten und durch die Art und Weise, wie er beobachtet, den Gegenstand der Beobachtung. Dies bedeutet, dass der Mensch auch seine Gesundheit bzw. Krankheit und seine Lebensumstände durch sein Bewusstsein, durch die Art und Weise, wie er sich und seine Welt wahrnimmt, aktiv gestaltet.

Erkennen Sie, dass die materielle Welt um uns herum, die Stühle und Tische, die Räume und der Teppich, sogar die Zeit, nichts als mögliche Regungen unseres Bewusstseins sind. Wenn ich etwas erlebe, wählt mein

Bewusstsein einfach nur eine der Möglichkeiten, die es gibt, aus.[25]

Die Wahl der erlebten Realität geschieht durch die Erwartungshaltung, Überzeugungen durch Glaubenssätze, Gedanken, Gefühle eines Menschen. Die Quantenphysik kennt in dem Zusammenhang den Begriff der Intentionalität. Jeder Beobachter beeinflusst seine Beobachtung durch seine Intentionalität. Solange der Mensch dasselbe denkt, fühlt, glaubt, erwartet, wird er stets dasselbe Ergebnis in der physischen Realität wiederfinden. Da er in dem Fall stets das gleiche Ergebnis erhält, ist dem Menschen nicht bewusst, dass er die Realität nur deshalb so erlebt, weil er sie aufgrund seiner Intention (Überzeugungen etc.) gewählt hat.

Bewusst seine Intention auszurichten bedeutet, die Realität zu steuern. Bei der Russischen Informationsmedizin wird Intentionalität bewusst eingesetzt, indem zu Beginn jeder Konzentration das Ziel der Steuerung (und damit die Intention) klar formuliert wird (siehe dazu das Kapitel »Persönliche Ziele mit den Zielen der Menschheit synchronisieren«, Seite 172).

Die Begrenzungen der Materie überwinden

Der Mensch im alltäglichen Bewusstsein ist nicht in der Lage, sich jenseits der materiellen Begrenzungen zu bewegen, aber zu allen Zeiten gab es Menschen, die dies konnten.

Die Legende erzählt: Von 1052 bis 1135 lebte in Tibet ein Mann namens *Milarepa*, der den Beweis antrat, dass die Grenzen der physischen Materie überwunden werden können. Milarepa war aufgrund seiner Fähigkeiten schon als junger Mann in der Lage, die tibetischen Winter durch ein inneres *Körperfeuer* auch ohne Kleidung oder Decken zu überstehen. In Tibet gab es damals viele Kämpfe unter den Sippen, und bei einem der Angriffe wurden seine Familie und seine Freunde getötet. Voller Schmerz nahm er Rache und tötete viele Feinde, bis er eines Tages seine Taten bereute. Milarepa zog sich daraufhin von der Welt zurück. Er wurde Einsiedler – aß nur grüne Wildpflanzen wie Brennnesseln – und lebte in einer Höhle. Eines Tages kam ein Schüler und bat ihn um die Demonstration seiner Wunderkräfte. Milarepa legte seine offene Hand an die felsenharte Höhlenwand. Der Fels wurde unter seinen Fingern weich und formbar wie Lehm, und es entstand ein Abdruck seiner Hand. Man sagt, dieser Handabdruck sei heute noch zu sehen.[26] Ich selbst (OH) habe in meiner Jugend mit eigenen Augen in Russland in einer Höhle solche Handabdrücke in Stein gesehen.

Es gibt also sehr wohl Menschen, die erkannt haben, dass Materie dem Bewusstsein untergeordnet ist, und die aus diesem Wissen heraus in der Lage sind, »Wunder« zu vollbringen.

Allverbundenheit

Das holistische Weltbild – die Welt ist ein Hologramm

Unter *Holografie* (von altgriechisch *holos*, ganz, vollständig, und *grafie*, [Be-]Schreiben) fasst man Verfahren zusammen, die den Wellencharakter des Lichts nutzen, um einen dreidimensionalen Gegenstand aus einem zweidimensionalen Abbild zu rekonstruieren. Die räumlichen Dimensionen einer dreidimensionalen Form sind auf dem zweidimensionalen Hologramm gespeichert und können von dort abgerufen werden. Das zweidimensionale Hologramm verweist auf die nächsthöhere Dimension, die dritte.

Als Erfinder des Hologramms gilt der ungarische Ingenieur *Dennis Gábor*, der seine Erfindung im Jahr 1947 eher zufällig machte und damit nichts anfangen konnte, da er mit seiner Erfindung nicht Objekte dreidimensional abbilden, sondern das Auflösungsvermögen von Mikroskopen verbessern wollte. Im Jahr 1959 wurde die Erfindung Gábors von den beiden amerikanischen Wissenschaftlern Emmett Leith und Juris Upatnieks gezielt zur Erstellung eines dreidimensionalen Bildes eingesetzt und ab 1963 – nach der Erfindung des Lasers – in breitem Umfang zur Erstellung von Hologrammen verwendet.

Bei der Erstellung eines Hologrammbildes lenkt man – vereinfacht erklärt – einen Laserstrahl auf einen Gegenstand, beispielsweise einen Tisch. Einen zweiten Laserstrahl richtet man auf das reflektierte Licht des ersten Lasers. Dadurch ergeben sich Überlagerungen von zwei Lichtwellen, die fotografiert werden. Durchleuchtet man anschließend den entwickelten Film mit Laserlicht der gleichen Wellenlänge, die bei der Aufnahme gewählt wurde, erhält man ein dreidimensionales Bild des Tisches, ein Hologramm.

Schneidet man aus dem Hologramm einen kleinen Teil heraus und beleuchtet diesen, stellt man fest, dass dieser winzige Teil ebenfalls den gesamten Gegenstand, in unserem Beispiel den Tisch, wiedergeben kann.

Während ein normales Foto an jeder Stelle nur einen einzigen Punkt des Bildes, z. B. einen Teil vom Tischbein, zeigt, enthält jeder Punkt eines Hologramms alle Informationen des gesamten Bildes, also eben den gesamten Tisch. Verändern wir unseren Blickwinkel auf das Hologrammbild, so sehen wir die unterschiedlichen Facetten des abgebildeten Gegenstandes (des Tisches).

Bei der Erstellung eines Hologramms kann man so weit gehen, dass man mehrere unterschiedliche Objekte, z. B. einen Tisch und einen Stuhl, darauf unterbringt, indem man Laserstrahlen von mehreren verschiedenen Punkten und aus verschiedenen Winkeln auf die verschiedenen Objekte richtet. Betrachtet man das Hologramm später mittels Laserstrahl, sieht man völlig unterschiedliche dreidimensionale Bilder, je nachdem aus welcher Richtung der Strahl kommt und welche Frequenz er hat. Letztendlich wäre ein Hologrammbild denkbar, das alle Informationen der Weltschöpfung abbildet.

Der niederländische Physiker und Nobelpreisträger *Gerardus 't Hooft* (auch Gerard 't Hooft genannt; * 5. Juli 1946) entwickelte, aufbauend auf diesen Entdeckungen, Grundgedanken zum sogenannten Holografischen Prinzip, das er, vom holografischen Bild ausgehend, auf das gesamte Universum ausweitete. Das Holografische Prinzip geht davon aus, dass jedes Element und jedes Teilsystem von komplexen physischen Systemen die Strukturen des Gesamtsystems widerspiegelt.

Der Neurophysiologe *Karl Pribram* kam zu dem Schluss, dass das Gehirn selbst ein Hologramm sei. Die Erinnerungen steckten jedoch nicht in einzelnen Nervenzellen, sondern in den Interferenzmustern der elektrischen Signale aller Nervenzellen im Gehirn, die das Gehirn ebenso durchdringen wie die Licht-Interferenzmuster bei einem Hologramm. Das Gehirn funktioniere somit wie ein Hologramm, das ein holografisches Universum wahrnehme, von dem es selbst ein kleines Teilchen sei. Der Quantenphysiker und Buchautor *Vadim Zeland* ist der Ansicht, dass das Gehirn verantwortlich ist. Gedanken, Gedächtnis, Neuentdeckungen entstehen nicht im Gehirn, sondern stammen aus dem morphologischen Feld des Menschen.

Auf die Weltschöpfung angewandt, bedeutet das Holografische Prinzip, dass wir in einem holografischen Universum leben, das ein allumfassendes (göttliches) Bewusstsein widerspiegelt. Jeder einzelne Punkt im Universum »beinhaltet« das gesamte Universum, so wie der Schnipsel unseres Tisch-Fotos eine Darstellung des ganzen Tisches enthält. Jedes Lebewesen, ja sogar jeder Stein hat demzufolge die Information des ganzen Universums und spiegelt es wider – ein Gedanke mit weitreichenden Konsequenzen.

Einige Mystiker berichten, dass sie die Einheit allen Seins aus einem *erhöhten* Bewusstsein heraus wahrgenommen haben. Andere Mystiker haben die Einheitserfahrung gemacht, als sie eingetaucht sind in *tiefere* Ebenen des Bewusstseins, die sie auch als »Urgrund des Seins« (englisch: *ground of being*) bezeichnen. Beiden Gruppen gemeinsam ist das Überschreiten der gewöhnlichen Bewusstseinsebene. Das lateinische Wort *altus* steht gleichermaßen für »hoch« wie für »tief«. Der deutsche Forscher *Jörg Starkmuth* zeichnet ein sehr schönes Bild von dieser Einheitserfahrung:

Worauf es eigentlich ankommt, ist das Bewusstsein der Verbundenheit mit allem, was existiert ... In der Abbildung sind unterschiedliche »Wasserspiegel« durch die mit A, B und C bezeichneten gestrichelten Linien dargestellt. Das Wasser symbolisiert hier ... unsere Realitätsfilter ... Je tiefer der Wasserspiegel sinkt, desto mehr wird sich die Seele ihrer Verbindung mit dem Rest der Welt bewusst. Das Niveau A in der Abbildung entspricht unserem Alltagsbewusstsein ... Ich hätte die Abbildung auch auf dem Kopf stellen können, um die »höheren« Bewusstseinsstufen ... oben anzuordnen.[27]

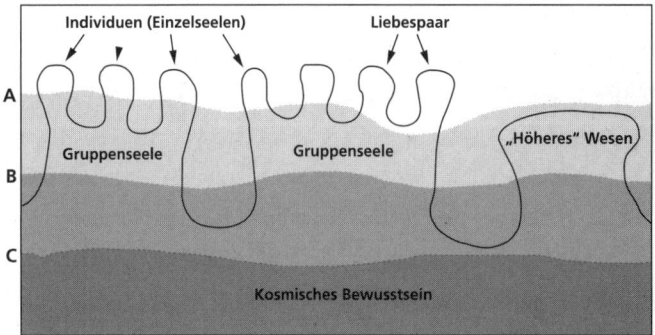

Das *holistische Weltbild* erfährt, wie die Zeichnung zeigt, nur langsam gesellschaftliche Akzeptanz, obwohl seine Anfänge bereits vor über hundert Jahren entdeckt wurden. Noch immer wird allgemein versucht, nach ausschließlich mechanistischen Gesichtspunkten zu heilen und die eigenen Lebenssituationen zu verbessern.

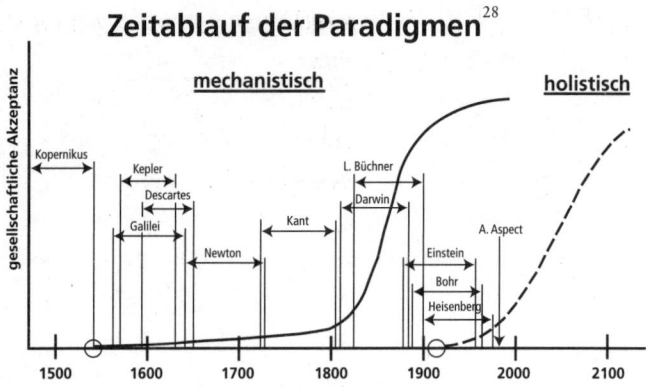

Die holistischen Gesetzmäßigkeiten wirken jedoch bereits heute, ebenso wie die Äpfel schon immer vom Baum gefallen sind, auch bevor Isaac Newton die Schwerkraft entdeckte. Sie werden für uns jedoch erst dann bewusst nutzbar, wenn wir sie begreifen und aktiv in unser Leben einbeziehen.

Die kleinsten Bestandteile unseres Körpers, die subatomaren Teilchen, existieren bereits seit dem Urknall und werden unabhängig von der Lebensdauer unseres Körpers weiterexistieren. Jeder Einzelne von uns ist wie der Splitter eines Spiegels, der in sich das ganze Weltall widerspiegelt.

Die heilige Geometrie und das fraktale Prinzip

Gott hat das Universum nach einem heiligen geometrischen Plan erschaffen – auf diesen Gedanken verweisen uralte Quellen. Platon zufolge »geometrisiert« Gott kontinuierlich.[29]

Im 15. Jahrhundert postulierten *Leonardo da Vinci, Johannes Kepler* und der Franziskanermönch *Luca Pacioli di Borgo San Sepolcro*, dass die menschlichen Körperproportionen zueinander in einem Verhältnis stehen, das sich aus dem Goldenen Schnitt herleiten ließe.

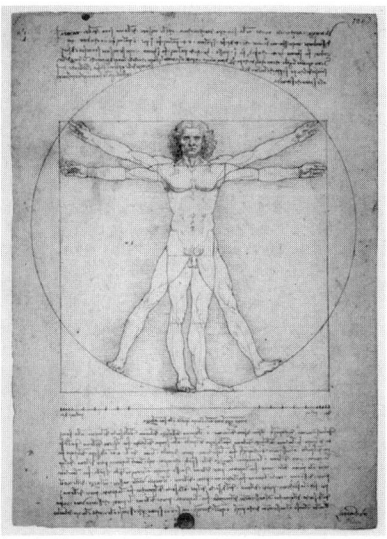

Bild: Leonardo da Vinci, *Der vitruvianische Mensch*, 1492, Proportionsstudie

Der Physiker *Stephen Skinner* (1623–1667) weitete die Grundgedanken der heiligen Geometrie und mathematischen Gesetzmäßigkeiten auf die gesamte Natur aus. Als Beispiel führte er aus, dass die *Kammerschalennautilus* konstant wachse, sodass ihre Schale eine logarithmische Spirale bildet. Honigbienen bauen Zellen, die exakt sechseckig sind. Skinner behauptete, dass es möglich sei, eine geometrische Darstellung auf praktisch jedem Bild eines Objekts, einer Pflanze oder einer menschlichen Struktur zu platzieren.

Auch der Mathematiker *Carl Friedrich Gauß* (1777–1855) glaubte an einen »arithmetischen Gott«. In unserer Zeit führt der Forscher *Drunvalo Melchizedek* aus, dass die heilige Geometrie[30], auf der die ganze Weltschöpfung aufgebaut sei, sich in dem Symbol »Blume des Lebens« widerspiegele.[31] Interessanterweise geben indische Andachtsbilder, Yantras und Mandalas, exakte geometrische Strukturen wieder (sehr schön zu sehen bei dem sogenannten *Sri Yantra*). Zusammenfassend könnte man sagen: Gott bzw. die Weltschöpfung ist Ordnung! (Vgl. dazu auch das Kapitel »Die göttliche Norm / Ordnung«, Seite 128)

Eng mit der heiligen Geometrie zusammen hängt die Idee vom *fraktalen* Aufbau der Welt. Die Mystiker ahnten schon vor Jahrhunderten, dass die Welt nach einem fraktalen Prinzip aufgebaut ist. So schreibt der *Sufi Mahmud Shabistari* im Jahr 1317:

Wisse, die Welt ist ein Spiegel von Kopf bis Fuß, in jedem Atom hundert glühende Sonnen. Spaltest du das Herz eines Wassertropfens, gehen hundert Ozeane aus ihm hervor. Schaust du dir die Sandkörner genau an, wirst du tausend Adams in ihnen erblicken. Jedes Glied einer Mücke erscheint wie ein Elefant; jede Qualität eines Regentropfens wie der Nil. Das Herz eines Gerstenkorns kommt hundert Ernten gleich, im Herzen des Hirsekorns wohnt eine ganze Welt. Im Flügel der Mücke residiert der Ozean des Lebens und in der Pupille des Auges ein Himmel. Wie gering das Gewicht des Herzens auch wiegen mag, bietet es doch dem Herrn der zwei Welten Platz genug.[32]

Im 20. Jahrhundert fiel dem Franzosen *Benoît Mandelbrot* (1924–2010)[33] bei der Betrachtung von Karten der Küste Großbritanniens auf, dass die Länge der Küste variierte, je nachdem mit welchem Maßstab gemessen wurde. Ihm fiel zudem auf, dass die kleinen Ausschnitte in ihrer Form der gesamten Küste sehr ähnelten. Sie waren miniaturisierte Ausgaben der Küste. Er nannte diese Eigenschaft »Selbstähnlichkeit«.

Mandelbrot stellte weiter fest, dass sich die Selbstähnlichkeit nicht nur bei der Küste Großbritanniens findet, dass sie vielmehr in der Natur häufig auftritt, z. B. bei Wolken, Bergen, Blutgefäßen, Lungenbläschen, der Verteilung von Sternhaufen in Galaxien, Verästelungen von Bäumen und Pflanzen (sehr schön bei Farnen und beim Romanesco-Kohl zu sehen). Mandelbrot ging daraufhin dazu über, Formen in der Natur als »fraktal« zu bezeichnen.

Fraktale Strukturen finden sich auch in der Musik. *Pythagoras* entdeckte bereits vor zweitausend Jahren, dass bei der Halbierung einer klingenden Saite auf halbem Weg automatisch eine Oktave erzeugt wird, während ein Verhältnis von 2:3 eine Quinte und das von 3:4 eine Quarte erzeugt. Die *Pythagoräer* glauben, dass Musik, die diese harmonischen Verhältnisse widerspiegelt, einen Körper harmonisieren und heilen könne.

Auch Gemälde großer Maler der Vergangenheit sind nach dem fraktalen Prinzip aufgebaut. In Firmen wird neuerdings versucht, das fraktale Prinzip auf die Unternehmensorganisation zu übertragen. Demnach stellt jeder Mitarbeiter eine kleine unternehmerische Einheit dar, die selbstverantwortlich wie ein kleines Unternehmen im Unternehmen agiert. Jeder Mitarbeiter versteht sich als Teil eines Ganzen. Börsenanalytiker glauben fraktale Prinzipien in den Börsenkursen zu entdecken und daraus Trends ableiten zu können. Bei modernen Computern findet sich ebenfalls das fraktale Prinzip: Dort findet sich ein Fenster innerhalb des Fensters und darin wieder ein Fenster (»Windows-Prinzip«).

Der Fotograf *Sirtaro Bruno Hahn* macht in unserer Zeit »das Wesen« einer Pflanze erlebbar, indem er sie durch Zuschnitt und Spiegelung der Aufnahmen in sich selbst wiederholende geometrische Strukturen einbettet.[34]

Der Mathematiker und Kabbalist *Stan Tenen* entdeckte, dass in der Buchstabensequenz der hebräischen Genesis ein wissenschaftliches Modell der »kontinuierlichen Schöpfung« in einer Torusform verschlüsselt ist. Seine Untersuchung des Buchstabentextes der Genesis und der verschiedenen Lehren der abrahamitischen Religionen führten ihn zu einer Reihe von Modellen, die miteinander in Beziehung stehen und »Schnappschüsse« in einem Prozess der kontinuierlichen Schöpfung darstellen – ein Modell der *kontinuierlichen* Projektion des Willens Gottes in die Welt, die er »ein generelles Abbildungsprinzip« nennt.[35]

Die Russische Informationsmedizin würde das fraktale Prinzip wie folgt ausdrücken:

Genauso wie der Mensch im Körper des allumfassenden Schöpfers lebt, leben seine Zellen in seinem Körper. Sie sind seine treuen »Untertanen«, »hören« auf seine Gedanken, Gefühle, Emotionen und »warten« (manchmal ein Leben lang) auf seine weisen »Anweisungen«. Jedes Molekül, jedes Atom hat sein eigenes Bewusstsein. Die Entwicklung des Bewusstseins des Menschen überträgt sich sowohl auf alle Ebenen seines Körpers als auch auf alle Elemente der Welt und das planetare Bewusstsein. Die Entwicklung des eigenen Bewusstseins führt auch zur Entwicklung des kollektiven Bewusstseins und zur Veränderung der ganzen Welt.

Das Prinzip der Quantenverschränkung

Im Jahr 1982 gelang es dem französischen Physiker *Alain Aspect* (* 1947) in Paris und später dem Schweizer Forscher *Nicolas Gisin* (* 1952) nachzuweisen, dass Zwillingsphotonen in »heimlicher Absprache« stehen.

In ihren Versuchen wurde Laserlicht einer bestimmten Wellenlänge durch einen geschliffenen Kristall geschickt. Dabei entstehen im Kristall Paare von Lichtteilchen (Photonen). Gleich nachdem sich ein Paar gebildet hat, fliegen die beiden Photonen aber wieder in unterschiedliche Richtungen auseinander.

In der Versuchsreihe von Nicolas Gisin wurde das Zwillingspaar so aufgeteilt, dass ein Photon die Strecke zwischen Genf und Bellevue durchlief, während das andere Photon sich auf den Weg nach Bernex machte. Kurz vor dem Ende der Rennstrecke durchlief jedes Photon eine Messvorrichtung, in der es die Wahl zwischen mehreren Ausgängen hatte. Wählte beispielsweise ein Photon den rechten Ausgang, so tat das Zwillingsphoton das Gleiche. Die Messstrecke betrug damals 10 Kilometer.

Der Versuchsanordnung zufolge müsste der Informationsaustausch zwischen beiden Teilchen mit mindestens 10.000-facher Lichtgeschwindigkeit oder gar unendlich schnell erfolgt sein. Die Wissenschaft geht heute eher davon aus, dass zwei Teilchen, die einmal miteinander in Wechselwirkung getreten sind, zu *Bestandteilen eines unteilbaren*

Systems geworden sind. Der Physiker *Erwin Schrödinger* (1881–1961) prägte hierfür den Begriff der »(Quanten-)Verschränkung«. Dies bedeutet:

- Teilchen, die einmal in Wechselwirkung gestanden haben, lassen sich nicht mehr als getrennte Objekte betrachten, selbst wenn sie räumlich weit voneinander entfernt sind.
- Beide Teilchen stehen in einer ständigen Beziehung zueinander, die unabhängig von der räumlichen Distanz ist.
- Die Reaktion auf die Zustandsänderung des einen Teilchens ist sofort beim anderen Teilchen messbar – die Beschränkung auf die Lichtgeschwindigkeit ist dadurch aufgehoben.

Die Forschungsergebnisse von Aspect und Gisin lieferten die Basis für weitere Entdeckungen:

- Der französische Physiker und Nobelpreisträger *Serge Haroche* (* 1944) konnte einige Jahre später nachweisen, dass es nicht nur »verschränkte Photonen«, sondern auch »verschränkte Atome« gibt.[36]
- Dem Wiener Universitätsprofessor *Anton Zeilinger* (*1945) gelang es nicht nur, vier Lichtteilchen miteinander zu verschränken, ihm gelang im Jahr 1996 auch die erste Teleportation[37] eines Photons, was ihm den Spitznamen »Mr. Beam« einbrachte.

- Im Jahr 1998 gelang es dem amerikanischen Physiker *Jeff Kimble* (*1949), ein Lichtfeld mithilfe zweier verschränkter Lichtstrahlen zu teleportieren.
- Der kanadische Physiker *Raymond Laflamme* (*1960) teleportierte kurz darauf den Zustand eines Atoms auf ein anderes.
- Mittlerweile ist es Forschern der *University of Science and Technology of China in Shanghai* gelungen, ein Quantenbit mit einem Laserstrahl über eine Distanz von 97 Kilometern zu verschicken.[38]
- Kurz darauf wurden verschränkte Photonen im *Roque-de-los-Muchachos*-Observatorium auf der kanarischen Insel *La Palma* (2.400 Meter über dem Meer) erzeugt. Ein Photon wurde über ein Teleskop zu einem Teleskop, welches auf *Teneriffa* stand, geschickt, das Schwester-Photon wurde auf *La Palma* gemessen. Wieder zeigte sich eine Quantenverschränkung und dies, obwohl das Photon diesmal sogar die Atmosphäre passieren musste.[39]

Welche Schlussfolgerungen ergeben sich hieraus für uns?
- Wenn die gesamte Existenz aus *einer* Quelle (»nach dem Urknall«) hervorgegangen ist, dann unterliegen nicht nur die beiden Photonen in der Versuchsreihe von Genf, sondern die gesamte Weltschöpfung inkl. dem Menschen der Quantenverschränkung.
- Was der Mensch tut, denkt, spricht, lernt, heilt, insbesondere seine persönliche Entwicklung, überträgt sich auf alle

anderen Menschen und alle Objekte und Elemente der gesamten Weltschöpfung.

Die Russische Informationsmedizin arbeitet stets für die Ziele und das Wohlergehen der gesamten Menschheit.
Alle Objekte der Weltschöpfung sind miteinander untrennbar verbunden.

Nichtlokalität und zeitüberschreitende Wirkungen

Noch zu Beginn des 20. Jahrhunderts glaubte man, dass man nur Ereignisse beeinflussen könne, welche sich durch einen Lichtstrahl verbinden lassen.[40] Dies würde bedeuten, dass ein Ereignis im Jahr 2014 nicht ein Ereignis beeinflussen kann, welches im Jahr 2015 auf Alpha Centauri stattfindet, da das Licht bis dorthin vier Jahre braucht und der Lichtstrahl im Jahr 2015 diesen Stern noch nicht erreicht hat. Die Physiker sprechen hierbei von einer »raumartigen Trennung« von den Ereignissen im Jahr 2014 auf der Erde und im Jahr 2015 auf Alpha Centauri.

Die im letzten Kapitel beschriebenen Versuche zur Quantenverschränkung lassen jedoch vermuten, dass es die bisher geglaubte Beschränkung auf die Lichtgeschwindigkeit und damit auch die raumartige Trennung in Wahrheit gar nicht gibt. Dies würde bedeuten, dass ein Ereignis im Jahr 2014 *nicht lokal* und *nicht zeitgebunden* ist und deshalb Einfluss auf die ferne Zukunft *und* die ferne Vergangenheit haben kann.

Der Wissenschaftler *David Bohm* (1917–1992) führte die Theorie der Quantenverschränkung weiter: subatomare Teilchen würden keinerlei Signale benötigen, um zu kommunizieren, da es die räumliche Trennung zwischen ihnen in Wirklichkeit nicht gebe. Sie seien lediglich eine Projektion von einer »höheren Realitätsebene«, in der alles ohnehin stets miteinander in Verbindung stehe. An dieser Stelle zwei Analogien, die die Theorien Bohms verdeutlichen können:

- Wenn Sie einen großen Fisch in einem Aquarium aus Sicht der vorderen Aquariumsscheibe betrachten, sehen Sie vielleicht sein Maul, von der Seite sehen Sie seinen Rumpf. Zwei verschiedene Bilder, doch der gleiche Fisch.
- Wenn Sie einen Zylinder in einer Ecke vor eine Lampe halten, sehen Sie auf der einen Wand ein Quadrat, auf der anderen einen Kreis – und doch ist beides der gleiche Zylinder.

Der Gedanke von *Nichtlokalität* (= Nicht-Ortsgebundenheit) und *Nicht-Zeitgebundenheit* von Information stellt das gesamte kausale Denken auf eine neue Ebene. Er weist darauf hin, dass die Abfolge von Ursache und Wirkung nicht starr und zwangsläufig ist, wie man bisher vermutet hatte, da sich zwei Ereignisse jenseits von Zeit und Raum beeinflussen können. Daraus ergibt sich eine erstaunliche Konsequenz: Weder die Vergangenheit noch die Zukunft ist vorgegeben. Was der Mensch *heute* tut und denkt und wie er sich entwickelt, das beeinflusst nicht nur seine Zukunft, sondern auch seine Vergangenheit, und zwar nicht nur am Ort des Geschehens, sondern in der gesamten Weltschöpfung. Interessanterweise haben Schamanen, die seit Langem mit sogenannten Zeitlinien arbeiten, dies schon lange instinktiv gewusst.

Die Russische Informationsmedizin kennt besonders effektive und kraftvolle mentale Techniken, um Ereignisse der Vergangenheit, Gegenwart und Zukunft positiv zu beeinflussen, sowohl für den einzelnen Menschen als auch auf der globalen Ebene.

Ihre Gedanken, Worte, Gefühle und Ihr Verhalten verändern das Quantenfeld
und beeinflussen sowohl Ihre Zukunft als auch Ihre Vergangenheit.
Sie können sich jederzeit für eine andere Zukunft entscheiden
und auch für eine andere Vergangenheit.

Der Teilchen-Welle-Dualismus in 10^{-17} Sekunden?

Die Versuche zur Quantenmechanik[41] führten zu dem Schluss, dass Licht sowohl Wellen- als auch Teilchencharakter aufweist (der sogenannte Welle-Teilchen-Dualismus).[42] Dass nicht nur Licht, sondern auch Materie Welleneigenschaften aufweisen kann, wurde erstmals von dem Nobelpreisträger *Louis de Broglie* (1892–1987) für möglich gehalten. Der Quantencharakter der Materie sei nur zu erklären, wenn jeder Masse eine Frequenz zugeordnet werde. Diese Frequenz ist nach Ansicht von de Broglie nicht auf das Teilchenvolumen beschränkt, sondern in Form einer das Teilchen begleitenden Welle auch in einem großen Raumbereich präsent. Der Welle-Teilchen-Dualismus gilt ihm zufolge nicht nur für die Photonen, sondern für die gesamte Materie. Im Ruhesystem des Teilchens ist die Wellenlänge der Phasenwelle unendlich groß. Ist das Teilchen in Bewegung, ergibt sich bei Anwendung eine Modulation, die sogenannte De-Broglie-Wellenlänge. Im Laufe seiner weiteren Forschungen ordnete de Broglie jedem Materieteilchen eine sogenannte Materiewelle zu, die sich auf den Bahnen im bohrschen Atommodell ausbreitet.

Genauso wie für das Licht findet man also auch bei der Materie[43] beide Aspekte: *Jegliche* Materie kann einen Wellencharakter aufweisen – und umgekehrt, Wellen können auch einen Teilchencharakter aufweisen.

Nach Auffassung der Russischen Informationsmedizin ist der Ursprung der gesamten Weltschöpfung und der Materie das Licht. Das Licht hat dualen Charakter. Es kann in Form von Photonen-Teilchen oder als Welle auftreten. Die gesamte physische Welt ist ebenfalls durch diese Dualität von Teilchen und Welle gekennzeichnet. Alle 10^{-17} Sekunden verwandelt sich die gesamte Materie und somit auch der menschliche Körper in ein Meer von Wellen und anschließend wieder in Materie. Dieser Wechsel geschieht so schnell, dass er unserer sinnlichen Wahrnehmung verborgen bleibt. Vielleicht so wie eine Glühbirne, die so schnell blinkt, dass man ihr Blinken nicht wahrnimmt … jedoch noch sehr viel schneller. In dem Sekundenbruchteil, in dem der Mensch Welle ist, ist er im ganzen Universum präsent. In dem Sekundenbruchteil, in dem er physischer Körper wird, materialisiert sich sein Körper wieder seinem Informationsbauplan entsprechend. Deshalb ist der Mensch als Teil der ganzen Schöpfung ständig in der ganzen Weltschöpfung präsent und mit allem verbunden.

Die Entdeckung der Informationsfelder (morphischen Felder)

Im Jahre 1945 postulierte Erwin Schrödinger:

Der Organismus saugt fortwährend Ordnungen aus der Umwelt in sich auf. Dadurch hält er sich selbst auf einer hohen Ordnungsstufe. Entscheidend sind offenbar die speziellen Wechselwirkungen des Organismus mit der Umwelt. Diese Ordnung aufrechtzuerhalten, sprich gesund zu bleiben, scheint primär nicht davon abhängig zu sein, dass Substanzen aufgenommen werden, sondern ... welche Reize gleichzeitig wirken und welche sich gegenseitig löschen oder verstärken.[44]

Einige Jahrzehnte später kam ein britischer Biologe zu Forschungsergebnissen, die die These Schrödingers bestätigten, weiterführten, den althergebrachten Glauben an geschlossene Systeme erschütterten und einen Paradigmenwechsel einleiteten. Sein Name ist *Rupert Sheldrake* (*1942). In seinem Buch *Das schöpferische Universum* stellt Sheldrake die Hypothese der Formbildungsursachen auf. Er postuliert, die Natur habe ein ihr innewohnendes Gedächtnis, das den Bauplan der Schöpfung darstellt und aktualisiert. Dieses Gedächtnis zeige sich in sogenannten morphischen Feldern, in Informationsfeldern, die die Materie strukturieren, vielleicht so, wie ein Magnet Eisenfeilspäne ordnet. Die Entwicklung allen Lebens wird von diesen Informationsfeldern beeinflusst.

Die Beziehung zwischen Informationsfeld und Materie nennt Sheldrake »Formresonanz«. Formresonanz wirke stärker, je mehr die Formen miteinander zu tun haben bzw. in Ähnlichkeit stehen. Hierfür ein Beispiel: Alle Butterblumen stehen zum Beispiel wegen ihrer Gleichförmigkeit in

Resonanz[45] mit dem Butterblumen-Formfeld. Wegen ihrer Formverwandtschaft stehen die Butterblumen auch in bedingter Formresonanz mit dem Ringelblumen-Formfeld, da beide zur Familie der Korbblütler gehören. Es besteht jedoch nahezu keine Formresonanz mit dem Formfeld der Tulpen, deshalb kann die Ringelblume aus dem Tulpen-Formfeld keine Informationen aufnehmen.

Die Lehre von den morphischen Feldern erklärt, wie biologische Formen entstehen. Bei einem Embryo sind zum Beispiel zu Beginn der Entwicklung alle Zellen dieselben. Woher bekommt jede einzelne Zelle in so einem Zellhaufen die Anweisung, sich in den ersten Schwangerschaftswochen als Zelle für bestimmte Gewebe, Muskeln, Knochen usw. zu spezialisieren? Woher wissen die Zellen eines erwachsenen Menschen, die sich tagtäglich erneuern, nach welchem Muster sie sich abbauen bzw. aufbauen sollen?

Sheldrakes Thesen wurden auch von anderen namhaften Wissenschaftlern (z. B. *David Bohm* und *Hans-Peter Dürr*) aufgegriffen. Heute weiten Quantenphysiker und moderne Biologen die Idee der morphogenetischen Felder auf das gesamte Weltgeschehen aus und sprechen von »informativen Feldern« bzw. »Informationsfeldern«. Sie gehen davon aus, dass alles biologische Leben, ja die ganze Welt, Informationsfelder als Bauplan hat und alle Organismen in einer ständigen Wechselwirkung mit diesen Informationsfeldern stehen.

*Nach neuesten Erkenntnissen sind lebende Organismen
... keine im luftleeren Raum schwebenden Einzelmaschinen, sondern ganzheitliche, vernetzt arbeitende und einer
»höheren« Ordnung unterworfene Teile eines größeren
Ganzen.*[46]

Das Prinzip der *Informationsfelder* findet sich in vielen Lebensbereichen wieder:

- Wenn Jesus sagt, »Wo zwei oder drei versammelt sind in meinem Namen, da bin ich mitten unter ihnen«[47], können wir diese Aussage auch als gemeinsames Andachtsfeld bzw. Gebetsfeld verstehen, das sich bildet, wenn Menschen im Namen Christi zusammenkommen. Der Buddhismus kennt für dieses Phänomen seit Langem den Begriff des »Buddha-Feldes«. Vielleicht haben Sie auch schon die Erfahrung gemacht, in einem beseligenden Gottesdienst oder einem buddhistischen Kloster von einer kollektiven, aufbauenden Kraft getragen zu sein? Aufbauend auf diesem Prinzip veranstalte ich (OH) regelmäßig »Steuerungsabende«, basierend auf der Russischen Informationsmedizin, in denen die Teilnehmer meiner Kurse in dem gemeinsam aufgebauten Feld der Russischen Informationsmedizin auftanken und gestärkt von der gemeinsamen Ausrichtung Konzentrationen durchführen.
- Die Psychologie des 20. Jahrhunderts geht ebenfalls von einem kollektiven Menschheitsgedächtnis, einem kollekti-

ven Unbewussten und von kollektiv miteinander geteilten Archetypen aus, die die gesamte Menschheit und den einzelnen Menschen beeinflussen.

- Im Rahmen von Familienaufstellungen (z. B. nach *Bert Hellinger*) stehen Personen stellvertretend für Familienmitglieder eines Klienten und erleben *deren* Gefühle und Wahrnehmungen. Die Praxis zeigt immer wieder, dass Veränderungen von Gedanken- und Gefühlsmustern, die bei einem Stellvertreter vorgenommen werden, bei dem Familienmitglied selbst und beim gesamten Familiensystem heilend ankommen können – auch wenn niemand aus dem Familiensystem von der Aufstellung erfährt. Solche Phänomene lassen sich ausschließlich durch die Existenz von Informationsfeldern erklären.
- *Clare W. Graves* (1914–1986), US-amerikanischer Professor für Psychologie, gilt als Begründer von *Spiral Dynamics*, einer Ebenentheorie der Menschheitsentwicklung. *Don Beck* und *Chris Cowan* postulieren aufbauend auf den Grundgedanken von Graves, dass sich die menschliche Zivilisation gemäß sogenannter Meme entwickelt. Diese Meme seien das nicht materielle, kulturelle Gegenstück der biologischen Gene und würden die Gene der Menschheit in ihrer Weiterentwicklung informieren. *Spiral Dynamics* geht davon aus, dass die Menschheit zu Beginn des 21. Jahrhunderts dabei ist, einen Sprung zu vollziehen, heraus aus den geschlossenen Systemen (sogenannte *1st Thier*, erste Gattung) hin zu integrativen offenen Syste-

men, bei denen die Bedürfnisse des Einzelnen wie der gesamten Menschheit miteinander synchronisiert werden (sogenannte *2nd Thier*, zweite Gattung). Die Russische Informationsmedizin entspricht in ihrer Ausrichtung genau dieser Maxime: Bei Konzentrationen werden stets die persönlichen Ziele des Einzelnen mit den Zielen der gesamten Menschheit synchronisiert.

Das Wissen um die Informationsfelder schlägt die Brücke zwischen dem Wissen der Antike um größere, kollektive Zusammenhänge und der neuzeitlichen Entdeckung der Selbstbestimmung des einzelnen Menschen. Immer mehr wird dem Menschen heute bewusst, wie wichtig es ist, mit welchen kollektiven Feldern (Informationsfeldern) er sich verbindet. Die Gedanken eines Menschen werden inspiriert durch die Informationsfelder, an die er angeschlossen ist.

Das aller Existenz zugrunde liegende Informationsfeld verbindet den Menschen mit allem, was existiert.

Hyperkommunikation

Heute weiß man, dass alle Lebewesen in einem ständigen Kommunikationsaustausch mit der ganzen Weltschöpfung stehen und dass es geschlossene Systeme in Wahrheit nicht gibt. Auf einer unbewussten Ebene informiert sich alles im

Universum ständig gegenseitig über alle Zeiten hinweg (sogenannte Hyperkommunikation).

Hierfür einige Beispiele:

- *Baumkolonien* schützen sich vor bald anstehenden Heuschreckenüberfällen durch das Aussenden von Bitterstoffen, obwohl noch keine Heuschrecke zu sehen ist.
- *Zugvögel* lassen uns durch ihr Verhalten oftmals im Voraus erkennen, ob der Winter früher oder später als normal kommt bzw. aufhört.
- Viele *Hunde* wissen bereits, dass ihr Herrchen bald nach Hause kommt, wenn der Hundehalter sich in sein Auto setzt und auf den Heimweg macht, und warten dann an der Türe auf ihn.

Die gesamte Evolution lebt bereits seit Jahrmillionen in Hyperkommunikation.[48] Ohne sie befände sich die Natur ständig im Ungleichgewicht. Durch sie werden neue Fertigkeiten weitergegeben.

Der hundertste Affe

Im Jahre 1958 beobachteten Wissenschaftler auf der japanischen Insel Kojima das Verhalten der dort lebenden Affen. Sie fütterten diese mit Süßkartoffeln. Da die Schale der Süßkartoffeln sandig war, war der Verzehr für die Affen mit Hindernissen verbunden. Irgendwann fiel durch Zufall eine Süßkartoffel ins Meer. Die Affen entdeckten, dass diese Süßkartoffel nun nicht mehr sandig war, und lernten so, einer nach dem anderen, die Süßkartoffeln im Meer zu waschen. Erst waren es einzelne, doch es wurden täglich mehr. Eines Morgens, als der »hundertste Affe« das Waschen der Süßkartoffel im Meer gelernt hatte, geschah Folgendes: Am selben Abend begann auch der gesamte Rest der Horde die Süßkartoffeln im Meer zu waschen. Und nicht nur das: Auch die Affen auf anderen Inseln wie auf dem Festland begannen ihre Süßkartoffeln zu waschen – Affen, die nie mit der ursprünglichen Horde zu tun gehabt hatten.[49]

Der Buchautor *Ken Keyes* griff die Geschichte 1983 auf und postulierte:

> Wenn eine kritische Anzahl der Spezies ein bestimmtes Bewusstsein erreicht, kann dieses neue Bewusstsein über alle Entfernungen hinweg kommuniziert werden.

Blaumeisen in Southampton

Im Jahr 1921 beobachteten Menschen in Southampton, dass einige Blaumeisen die Metallkappen von Milchflaschen aufpickten und die Milch tranken. Es brauchte einige Zeit, bis mehr und mehr Blaumeisen »lernten«, die Metallkappen von den Milchflaschen aufzupicken. Im Zweiten Weltkrieg gab es keine Milchflaschen mit Metallkappen, da die Rohstoffe anderweitig gebraucht wurden. Als nach dem Weltkrieg wieder Milchflaschen mit Metallkappen produziert wurden, »wussten« nahezu alle Blaumeisen sofort, dass sie die Metallkappen picken mussten, um an ihren köstlichen Inhalt zu gelangen. Da Blaumeisen maximal zwei Jahre alt werden, konnte keine dieser Blaumeisen die Zeit vor dem Weltkrieg, als es noch Metallkappen gab, erlebt haben. Also musste die Information, wie Milchflaschen aufzupicken waren, durch Hyperkommunikation zu der neuen Generation Blaumeisen gelangt sein.

Hyperkommunikation bei Menschen

Immer mehr Menschen wachen heute aus ihrem »hautverkapselten Ich« auf und werden sich zunehmend der Allverbundenheit und Hyperkommunikation bewusst.

Die Weltschöpfung besteht aus lauter offenen Systemen, die in ständiger Wechselwirkung miteinander stehen.

Warum gerade Russland?

Aus Russlands Entwicklung wird der Welt größte Hoffnung erwachsen

Jede große Kultur hatte ihre Zeit, in der sie die Schätze ihres Wissens der Welt zu Füßen legte. Den Indern verdanken wir seit Jahrtausenden das Wissen um den Yoga und die Energiezentren (*Chakras*). Die Chinesen formulierten vor Jahrhunderten das Wissen um das *TAO* (DAO), das *I-Ging*, die *Traditionelle Chinesische Medizin*. Amerika und Europa entdeckten und entwickelten im 20. Jahrhundert die gesamte westliche Psychologie.

Nun ist die Zeit einer neuen geistigen Morgenröte gekommen. Bekannte Seher wie *Edgar Cayce* prophezeiten, dass das neue Wissen aus Russland kommen würde:

... mit den Änderungen, die kommen, das ist sicher – gibt es eine Evolution oder Revolution der Ideen religiösen Denkens. Die Basis dafür für die Welt wird eventuell aus Russland kommen. Kein Kommunismus, nein! Doch eher ist es die Basis von demselben, was der Christ lehrte – SEINE Art von Kommunismus ... aus Russlands Entwicklung wird der Welt größere Hoffnung erwachsen.[50]

Bei der Russischen Informationsmedizin handelt es sich nicht um eine politische Ideologie, sondern um eine *Lehre der Selbstheilung und Selbstermächtigung*, welche jedoch gravierende und ermutigende Botschaften für unser Selbstverständnis als Mensch und Mitwirkender der Weltschöpfung zu bieten hat.

Es handelt sich bei der Russischen Informationsmedizin um ein altes Wissen, das in unserer Zeit neu formuliert und praktisch angewandt wird und seinen Siegeszug rund um den Globus beginnt.

Der ganz besondere kulturelle und religiöse Hintergrund Russlands

Durch die Verschmelzung vieler Völker und Konfessionen östlicher und westlicher Prägungen entwickelte sich über die Jahrhunderte ein Stereotyp, den wir »russische Seele« nennen. Bestandteil dieses Begriffs ist insbesondere ein starker

Bezug zu orthodoxem Christentum, Schamanismus, Verbundenheit mit der Natur und »Mutter Erde«, Metaphysik, moderner Forschergeist und ein starkes Solidaritäts- und Gemeinschaftsgefühl. Interessanterweise betrachten die Russen ihr Land als Mutterland (»Mütterchen Russland«), im Gegensatz zu den ansonsten allgemein üblichen patriarchalischen »Vaterländern«. Geistige Heilweisen haben in Russland eine uralte Tradition und wurden stets von Generation zu Generation weitergegeben.

Typisch für Russland ist seine tiefe Spiritualität. Diese speist sich unter anderem aus dem russischen Schamanismus, der seine Quellen in Sibirien hat. Der sibirische Schamanismus war ausschlaggebend und vorbildlich für das Verständnis des Schamanismus überall in der Welt. Der sibirische Schamanismus geht von einer Allverbundenheit des Menschen mit der Natur aus und von der Möglichkeit, aus dieser Verbundenheit heraus auf die Gesundheit und das Wohlergehen des Menschen einzuwirken und die Mitglieder einer Gemeinschaft vor Krankheit und Mangel zu schützen. Russische Informationsmedizin ist kein Schamanismus, da bei ihr keine Krafttiere, Geister, Trancen vorkommen, sondern der Anwender im konzentrierten Zustand des Bewusstseins geistige Konzentrationen durchführt. Beide Ansätze haben jedoch das Wissen um die Allverbundenheit gemeinsam.

Ein weiterer wichtiger Nährboden für die Russische Informationsmedizin war Russlands byzantinisches Erbe. Im Gegensatz zu Europa gab es in Russlands Mittelalter keine

Verbrennung von Hexen und Ketzern. Die oströmische Kirche – aus der die orthodoxe Kirche hervorgegangen ist – konnte sich trotz Unterdrückung in der Zeit des Kommunismus halten und erlebt gerade, wie die gesamte Religiosität, seit dem Niedergang der Sowjetunion eine unglaubliche Renaissance.

Dem russisch-orthodoxen Kirchenverständnis nach ist Kirche überall dort, wo die lebendige Gegenwart Christi gefeiert wird. Im Zentrum orthodoxer Spiritualität steht das Ziel der Errettung durch die Theosis (Vergöttlichung des Menschen).[51] Die russisch-orthodoxe Theologie neigte stärker als die römisch-katholische Kirche dazu, in medizinischen Kategorien, wie beispielsweise Krankheit und Heilung, zu denken. Das Thema »Heilung und Auferstehung« war für die orthodoxen Gläubigen schon immer von großer Bedeutung und hat sicherlich auch tief in den Boden der Russischen Informationsmedizin hineingewirkt.

Mit der Russischen Informationsmedizin gemeinsam hat das orthodoxe Christentum auch die Idee der Verwirklichung des Einzelnen als Helfer des Schöpfers[52] nach den Lehren des Frühchristentums. Russische Informationsmedizin ist jedoch überkonfessionell – sie kann vom Christen ebenso ausgeübt werden wie vom Buddhisten oder Hindu.

Die Russische Informationsmedizin entstand innerhalb des in Russland üblichen kollektivistischen Wertesystems des Einzelnen (»der Eine im Dienst für das Ganze«). Diese Idee des Gemeinwohls bestand in Russland nicht erst seit den

Zeiten des Kommunismus. Seine Ursprünge reichen zurück bis in die Lebensweise der bäuerlichen Dorfgemeinschaft. Der Russe definiert sich traditionell über die Gemeinschaft und achtet auf die Stimmigkeit des eigenen Verhaltens in Bezug zum Kollektiv und zur Familie. Heilgeheimnisse wurden in Russland von Generation zu Generation weitergegeben.

All dies zusammen bot einen gut beackerten Nährboden für die russischen Bewusstseinstechniken[53], die heute immer bekannter werden. Die auf diesem religiösen, sozialen und ethischen Boden gewachsene Russische Informationsmedizin gehört heute zu den humansten Lehren, die derzeit zu finden sind, denn sie berücksichtigt stets das Wohl der ganzen Menschheit und die harmonische Entwicklung der gesamten Welt. Sie bietet zudem eine ganze Schatztruhe von einfachen Techniken an, mit deren Hilfe Sie Ihre Gesundheit und Ihre Lebensereignisse enorm verbessern können. Jede Technik strukturiert, erweitert das Bewusstsein des Anwenders. Die Entwicklung des Bewusstseins, die mit der Anwendung dieser Techniken einhergeht, erlaubt dem Menschen, in einer neuen, glücklichen und gesunden Realität zu leben.

Hinter dieser Methode stehen bedeutende geistige Lehrer, Philosophen und Wissenschaftler, von denen wir Ihnen einige in den nächsten Kapiteln vorstellen werden. Sie können die Chance nutzen, um sich für einen Weg der Gesundung und der inneren und äußeren Harmonie zu entscheiden. Reisen wir nun zurück in eine Zeit, in der die geistigen Grundsteine für die Russische Informationsmedizin gelegt wurden.

Russische Philosophen, Raumforscher und Wissenschaftler – Avantgarde eines neuen Bewusstseins

In weiten Teilen der Welt gerieten die großen Heilungen und Errungenschaften früherer Kulturen und Zivilisationen weitgehend in Vergessenheit. Es gab allerdings auch Regionen, in denen die Heilungsgeheimnisse über die Jahrhunderte von Generation zu Generation weitergegeben wurden. Das war u. a. so bei den Aborigines in Australien, den Medizinmännern der Indianer, den Geistheilern auf den Philippinen und in Brasilien, den Gurus Indiens und den russischen Heilern (den russischen Schamanen und den russischen Geistlichen).

Während in Europa und Amerika vom 17. bis 19. Jahrhundert Wissenschaftler versuchten, die Materie – und damit auch Krankheiten – zu analysieren, um ihnen auf die Spur zu kommen, gab es zeitgleich in Russland entscheidende wissenschaftliche Forschungen ganz anderer Art, deren Ergebnisse unserem Kulturkreis bis vor Kurzem jedoch weitgehend verborgen geblieben waren. Es scheint, als wäre heute die Zeit reif für die Entdeckungen, die in Russland innerhalb der letzten Jahrhunderte gemacht wurden:

Zeitgleich mit der Entwicklung der *Schulmedizin* im Westen genossen im Russland des 18., 19. und 20. Jahrhunderts *Metaphysik* und *Parawissenschaften* in weitaus höherem Maße als in Europa eine hohe gesellschaftliche Akzeptanz. Sie wurden teilweise sogar in Universitäten gelehrt. So gab es

z. B. im Jahr 1875 eine Universitätsvorlesung des Moskauer Religionsphilosophen *Wladimir Sergejewitsch Solowjow* zum Thema »Metaphysik und positive Wissenschaft«.

Große Philosophen, Raumforscher, Wissenschaftler traten in dieser Zeit in Erscheinung. Sie waren die Vorreiter eines neuen Paradigmas, das in unserer Zeit als Russische Informationsmedizin bekannt werden sollte. Einige wichtige Protagonisten, auf denen die heutige Russische Informationsmedizin aufbaut, sollen nachfolgend vorgestellt werden. Sie werden erkennen, wie bei den Vermächtnissen dieser Wegbereiter Philosophie, Glauben, Kosmologie und Heilweisen ineinandergreifen zu einem neuen Weltbild, das nun, im 21. Jahrhundert, vermehrt aus Russland zu uns gelangt.

Helena Petrovna Blavatsky (1831–1891) war eine Schriftstellerin deutsch-russischer Herkunft. Sie bettete den Menschen in eine Kosmologie ein, die Konzepte der zeitgenössischen Naturwissenschaften enthält. Blavatsky postulierte die Existenz einer absoluten, unendlichen und ewigen Realität, aus der sowohl der Kosmos als auch die Seele des Menschen hervorgeht. Ihr zufolge ist die Erde, ja der ganze Kosmos ein lebendes Wesen. Die Evolution des Kosmos, der Erde und des Menschen erfolgt in

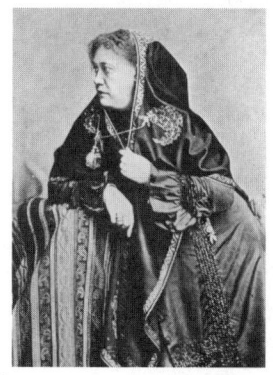

Zyklen. Blavatskys Lehre inspirierte Schriftsteller und Künstler wie *Hermann Hesse, Wassily Kandinsky* und den Komponisten *Alexander Skrjabin*. Ihre Schriften fanden große Verbreitung unter den Forschern und Philosophen ihrer Zeit.

Um die Jahrhundertwende lebte in Russland der sagenumwobene **Grigori Jefimowitsch Rasputin** (1869–1916). Er war Sohn eines Zigeuners und galt als Heiler mit gewaltigen Wunderkräften. Rasputin war allerdings kein Lehrer und Wissenschaftler. Aufgrund seines burschikosen Auftretens und seines freizügigen Lebenswandels war er in der Öffentlichkeit umstritten. Als kleiner Junge hatte er mehrere Marienerscheinungen erfahren. Nachweislich lernte er die Kunst des Heilens durch Bewusstsein in großen Klöstern und bei bekannten russischen Meistern seiner Zeit. Rasputin lebte und wirkte zeitweise am Zarenhof und soll eine Unmenge medizinischer Wunder vollbracht haben. Auch hatte er geweissagt, dass es der Zarenfamilie gut gehen werde, solange

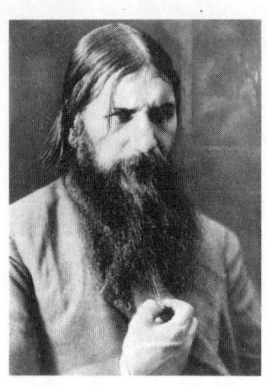

er lebe. Im Jahr 1916 wurde er ermordet und nahm die Geheimnisse, wie er seine Heilungen vollbrachte hatte, mit ins Grab. Im darauffolgenden Jahr fand in Russland die Oktoberrevolution statt mit den bekannten Folgen für die Zarenfamilie. Jahrzehnte später wurden drei Opern komponiert, in denen es um Rasputins Leben geht.

Nikolai Fjodorowitsch Fjodorow (1829–1903; andere Schreibweise: Fedorov) war ein wegweisender russischer Philosoph. Er hatte Verwaltungswissenschaft in Odessa studiert, wo er die Grundideen seiner unsystematischen Philosophie niederschrieb. Fjodorow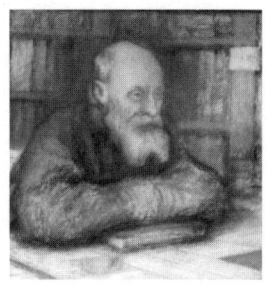
arbeitete als Geschichtslehrer, später als Bibliotheksangestellter. Seine Lehre enthält christliche und philosophische Konzepte, geht jedoch weit darüber hinaus. Fjodorow erforschte den Ursprung der Entwicklung und der grundlegenden Struktur des Universums (Kosmos) als Ganzes und die Vorstellung eines Weltbewusstseins. Er proklamierte die Idee der Auferstehung des menschlichen Körpers[54] und gilt als Vater der Russischen Informationsmedizin. So sagte er: »Lebte der sterbliche Mensch nicht seit unvordenklicher Zeit in der Despotie der inneren und äußeren Natur? ... Musste darum nicht die Abschaffung des Todes auf die Tagesordnung der metaphysischen Revolution gesetzt werden?«[55]

Wladimir Iwanowitsch Wernadski (1863–1945; andere Schreibweisen: Vernadsky, Vernadskij) gilt als einer der größten russischen Wissenschaftler aller Zeiten. Er war ein russischer Geologe, Geochemiker und Mineraloge und einer der Begründer der Geochemie, der Radiogeologie und der Biogeochemie. Als Sohn eines freiheitlich denkenden Ökonomie-Professors war er von Kindesbeinen an wissenschaft-

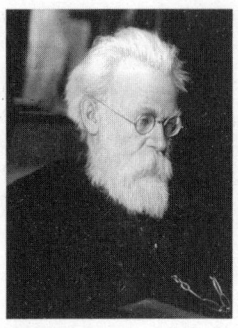

liches Denken gewöhnt. Er studierte Naturwissenschaften in St. Petersburg und erhielt Anerkennung von den Universitäten, an denen er als Privatdozent Vorlesungen hielt, sowie von wissenschaftlichen Vereinigungen wie z. B. der *St. Petersburger Akademie der Wissenschaften*. Beeindruckend waren seine Reden, z. B. als Mitglied der *Delegation der russischen Naturforscherwoche* 1937 in Berlin und auf dem *Internationalen Geologenkongress* 1937 in Moskau. Er kreierte ein universelles, theoretisches System mit dem Ziel, die naturgegebenen, sozialen und mentalen Prozesse der Welt auf einen gemeinsamen Nenner zu bringen.

1942 veröffentlichte er die Theorie der geologischen Hüllen (»Geosphären«) und Schlussfolgerungen zur Geo-Ökologie. Wernadski hatte viele in Russland populäre Schüler, z. B. *Alexander Fersman, Witali Chlopin* und *Alexander Winogradow*. Er ist Namensgeber eines Moskauer Verwaltungsbezirks, einer Nationalbibliothek, einer Universität in der Ukraine.

Sein vielleicht größtes Verdienst ist, dass er das Konzept der Noosphäre postulierte.[56] Wernadski selbst verstand unter der Noosphäre, dass unsere Biosphäre durch das Bewusstsein des Menschen gesteuert wird. Diese Aussage ist einer der Grundgedanken der Russischen Informationsmedizin. Sie unterstreicht die hohe Bedeutung, die das menschliche Bewusstsein bei der Entwicklung des Planeten spielt, nicht nur auf der materiellen, sondern auch auf der geistigen Ebene. Aus Sicht der Russischen Informationsmedizin bedeutet das: Die Erde braucht den Menschen – und der Mensch braucht die Erde, um sich weiterzuentwickeln.

Der Begriff der Noosphäre wurde später durch den bekannten französischen Jesuiten Teilhard de Chardin (1881–1955), der 1922 Vorlesungen von Wernadski beiwohnte, in seiner Kosmogenese aufgegriffen und populär gemacht. Seiner persönlichen Religionszugehörigkeit entsprechend verband Teilhard de Chardin mit dem Konzept der Noosphäre eine andere Vorstellung: den Gedanken, dass die Menschheit eines Tages zu einem Geist zusammenwächst, nach seinem Verständnis zu einem weltweiten Einheitschristentum. Wernadski verstand seine Lehre hingegen als unabhängig von einer speziellen Religionsform.

Konstantin Eduardowitsch Ziolkowski (1857–1935; andere Schreibweise: Ciolkovskij) war der Begründer der modernen Kosmonautik. Er hatte in Moskau Physik, Astronomie, Mechanik und Geometrie studiert. Ziolkowski baute den ersten Windkanal Russlands und widmete sich der Raketenforschung. Seine Raketengrundgleichung stellte das Prinzip der Mehrstufenrakete auf eine wissen-

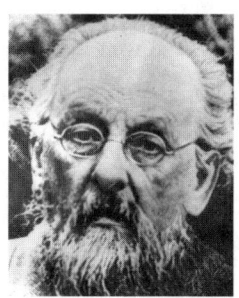

schaftliche Basis. Von Science-Fiction-Erzählungen angeregt, begann Ziolkowski Geschichten über interplanetare Raumfahrt zu schreiben und auf wissenschaftlicher Basis Konzepte für Ganzmetallluftschiffe zu entwerfen. Interessanterweise wurde sein bereits in den 1880er Jahren entwickeltes Konzept in den 1930er Jahren in Form des ZMC-2-Luftschiffs umgesetzt. Viele seiner genialen Gedanken fanden erst viele Jahre nach seinem Tod Aufmerksamkeit und Umsetzung. Heute geht man davon aus, dass eine ganze Reihe der Postulate, die Ziolkowski in seinen Science-Fiction-Romanen darlegte, für ihn Realität, also »Science Fact« waren, er sie aus Gründen der gesellschaftlichen Akzeptanz jedoch in Romanform unterbrachte. Ziolkowski war nicht nur Wissenschaftler und Futurist, er war auch ein bedeutender Philosoph, der zusammen mit den klügsten Köpfen Russlands das kosmische, allumfassende Bewusstsein proklamierte. Ziolkowski ging davon aus, dass die Erde ein Lebewesen ist, das in der kosmischen Hierarchie höher steht als der Mensch. Der Mensch, so sein Gedanke, transformiert die kosmischen Energien und speist damit die Erde.

Wladimir Sergejewitsch Solowjow (1853–1900) war Sohn des Historikers und Universitätsprofessors *Sergei Solowjow*. Er hatte die Vision eines theokratischen Staates unter einer wiedervereinigten christlichen Kirche und vertrat eine vom orthodoxen Glauben beeinflusste Philosophie der All-Einheit. Diese All-Einheit erfasste er im Denken als das Wesen des Alls sowie im individuellen und sozialen Leben. Er sah die Menschheitsgeschichte an einem Scheideweg zwischen Erlösung und Abgrund. Seine Theorien waren zu seinen Lebzeiten umstritten. In einer 2003 auf dem Kongress *Wladimir Solowjow, Russland und die Universalkirche* verlesenen Papstbotschaft wurde er von Papst Johannes Paul II. als einer der größten russischen Philosophen des 19. Jahrhunderts gewürdigt.

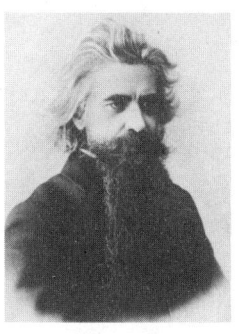

Alexander Alexandrowitsch Bogdanow (1873–1928; auch: Alexander Alexandrowitsch Malinowski oder Maximow genannt), von Beruf Arzt, war ein russischer Philosoph, Ökonom, Soziologe und ebenfalls Verfasser von Science-Fiction-Romanen. Er gilt als Gründer der Bewegung für den Kampf um die Vitalität und war Vertreter eines physiologischen Kollektivismus. Eines seiner wichtigsten Anliegen war, die Menschheit vor dem Unterschreiten eines kulturellen

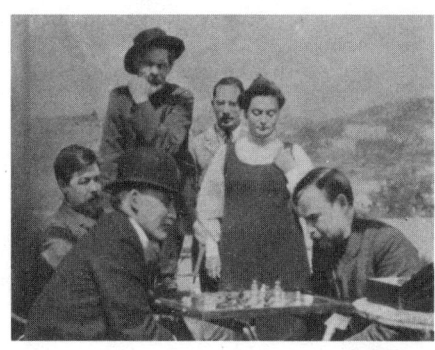

Bogdanow und Lenin spielen Schach

Standards zu bewahren, zu verhindern, dass es zu einer globalen Nivellierung und Anpassung des Bewusstseins nach unten kommt. Er befürchtete einen Rückfall der Zivilisationen in die elementare Barbarei. Kurz vor dem Ersten Weltkrieg schuf Bogdanow eine breit angelegte Theorie der Weltorganisationsdynamik, die zugleich als eine maßgebende Theorie der Nachhaltigkeit gilt.

Georges Iwanowitsch Gurdjieff (1866–1949; andere Schreibweise: Gjurdschijew) kam in der zaristischen Stadt Alexandropol zur Welt. Ab 1912 leitete er in Moskau und Sankt Petersburg Studiengruppen, deren Teilnehmer ein umfangreiches geistiges Wissen in täglichen Übungen anwenden sollten, um zu einer voll- und eigenständigen Entwicklung ihres menschlichen Potenzials zu gelangen. 1915 kam sein bekanntester Schüler, der in Moskau geborene *Pyotr D. Ouspensky* (1878–1947), zu ihm. Gurdijeff erarbeitete ein System für eine ganzheitliche menschliche Entwicklung. Ihm zufolge kann der Mensch sich der göttlichen Wahrheit bzw.

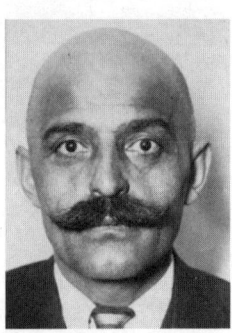

einem bewussten Sein nur nähern, wenn alle Teile oder »Zentren«, die den Menschen ausmachen, harmonisch entwickelt und integriert werden. Gurdjieff war bekannt für seine harte Kritik am gewöhnlichen menschlichen Bewusstsein, das er als versklavt, in schlafähnlichem Unverstand, den wechselnden Einflusssphären des Universums ausgesetzt ansah. Seine Lehre steht für die Notwendigkeit des Menschen zu erwachen und für die Tatsache, dass es notwendig ist, alle Teile des Menschen miteinander in eine Einheit zu bringen.

Alexander Svjatogor, einer der herausragenden Vertreter des biopolitischen Utopismus in der Sowjetunion, gründete um 1910 eine Gruppe von Vertikalisten, zu deren Programm die Abschaffung des Todes, die wissenschaftlich betriebene Auferstehung von den Toten, gehörte. Die von ihm postulierte kosmische Reform umfasste eine Emanzipation des Menschen von Raum und Zeit und von der Vergänglichkeit des Körpers.

Zur Gruppe der biopolitischen Utopisten gehörte auch *Valerian Muravjev*, der die Überwindung der Zeit und eine Technologie der Auferstehung (Anastatik[57]) postulierte.

Heiler und Pioniere der Russischen Informationsmedizin

In der Moderne gab bzw. gibt es große Heiler, die allein durch die Kraft ihres Bewusstseins aufsehenerregende Heilungen vollbrachten bzw. vollbringen. Die Heilungen gingen weit über das normale Maß hinaus und waren vergleichbar mit den Heilungen, die Jesus erzielte. Man berichtete u. a. darüber, dass Blinde wieder sehen und Lahme wieder gehen konnten. Zu diesen großen Heilern gehör(t)en außerhalb

Russlands *Bruno Gröning* (1906–1959), *Harry Edwards*[58] (1893-1976), *Daskalos* (1912–1995), *Sathya Sai Baba* (1926–2011), *Joao de Deus* (*1942), *Thomaz Green Morton* (*1947), *Braco* (*1967) und andere mehr.

Erst in unserer Zeit werden die großen russischen Heiler und Forscher in Europa bekannt. Zu den großen Heilern bzw. Pionieren der Informationsmedizin Russlands gehören:

Grigori Petrowitsch Grabovoi (*14.11.1963; andere Schreibweise: Grabowoj) ist Wissenschaftler, Mathematiker, Buchautor, Heiler und Mitglied der *Russischen Akademie der Wissenschaften*. Man sagt ihm nach, dass er schon in seiner Kindheit hellsichtig gewesen sei und paranormale Fähigkeiten gehabt habe. Grabovoi vereint in sich den Archetypus des Heilers und den des Wissenschaftlers. Er gilt als einer der wegweisenden Protagonisten der Russischen Informationsmedizin unserer Zeit. Ihm werden Fähigkeiten nachgesagt, die absolut beeindruckend sind und aus bisheriger naturwissenschaftlicher Sicht als unmöglich galten. Er soll u. a. Organe regeneriert, Wunderheilungen vollbracht, Tote wieder zum Leben erweckt und mehrfach durch seine Hellsichtigkeit / Medialität Flugzeuge und Raumfahrzeuge davor bewahrt haben, abzustürzen. Berichten zufolge hat er jahrelang als Fachmann für hellsichtige Prüfung der Flugzeugtechnik im Dienste der Regierung Dienstflugzeuge von hochrangigen Regierungsmitgliedern mental auf ihre Funktionsfähigkeit überprüft – seine Voraussagen sollen stets stimmig gewesen sein. Er hat Bücher geschrieben wie

Die Auferweckung von Menschen und das ewige Leben sind von nun an unsere Realität, Wiederherstellung des menschlichen Organismus, Wiederherstellung der Materie des Menschen.[59] Grabovoi wurde auch durch die von ihm entwickelten bzw. medial empfangenen Heilzahlen bekannt. Diese sind jedoch nur ein kleiner Teil seines gewaltigen Werkes.[60]

Grabovoi wurde von der Russischen Akademie der Naturwissenschaften mit einer silbernen Medaille des Nobelpreisträgers Pawlow »für die Entwicklung der Medizin und des Gesundheitswesens« ausgezeichnet. Außerdem ist er Preisträger des Wettbewerbes der *Internationalen Akademie der Wissenschaften* zum Thema »Natur und Gesellschaft«, er wurde mit der Medaille *Peter der Große* für die Verdienste in der Wiedergeburt der Wissenschaft und der Wirtschaft Russlands ausgezeichnet.[61]

Zitat von Grabovoi: »Die Aufgabe der Menschen ist es, zu lernen, das Bewusstsein zu steuern.«[62]

Vyacheslav Mikhailovich Bronnikov (*1952 ist Mitglied der *Internationalen Akademie der Wissenschaften*; Direktor des Zentrums für noosphärische Psychologie; Gründer der Wissenschaft »Kosmopsychobiologie« und Autor zum Thema der Methode »Informationelle Entwicklung des Menschen«. Bronnikov erforschte uralte Systeme und Entwicklungstechnologien, er lehrt Techniken, um versteckte und nicht genutzte Eigenschaften des Menschen zu entwickeln. Er entwickelte eine hocheffektive und einfache Technik, um bewusste, überbewusste und unbewusste Funktionen des Menschen zu fördern.[63]

Igor Witaljewitch Arepjev ist ein bedeutender russischer Heiler, Hellseher und Buchautor. Aufgrund seiner Zurückhaltung in der Öffentlichkeit ist er weniger bekannt. In einem Versuch gelang es Arepjev, eine 100 Meter von seinem Standort entfernte Zellkultur dazu zu bewegen, sich nicht wie üblich innerhalb von 28 Stunden, sondern binnen 12 Stunden zu teilen. Innerhalb von zwei Tagen hatte sie den ganzen Raum erobert, der ihr zur Verfügung stand. Dabei nahm die Zellkultur, wie von Igor Arepjev vorausgesagt, die Form einer Weintraube an. Gemeinsam mit *Arcady Petrov* entwickelte Arepjev die Techniken der Russischen Informationsmedizin weiter, institutionalisierte sie und ließ sie auch wissenschaftlich untersuchen. Im Zentrum der geistigen Technologien Arigor in Moskau bezeugen eine große Menge medizinischer Dokumente Arepjevs genaue hellseherische Diagnostik von Krankheiten und erstaunliche Heilungen von Menschen, die sich hilfesuchend an Arepjev gewandt haben. Arepjev verfügt über eine starke Gottverbundenheit und proklamiert die Orientierung an der göttlichen Ordnung. Es wird berichtet, dass eingeladene Ärzte und Wissenschaftler Heilerfolge anerkannten, die sie zum Teil »live« miterlebten, teilweise sollen diese später zusätzlich notariell beglaubigt worden sein.

Zitat von Arepjev: »Um die Struktur der Welt zu betrachten, ist es notwendig, die Struktur der Organisation des physischen Körpers des Menschen zu untersuchen, durch die

Betrachtung der Strukturen, wie des Lichts, der Optik, des Aufbaus der Realität, die Anwendung und die Betrachtung der Farbe als ein Betrachtungsspektrum der spirituellen menschlichen Struktur – der Seele.«[64]

Arcady Petrov (*26. August 1946; andere Schreibweise: Arcadij) ist ein russischer Hellseher und Buchautor, der sich u. a. auf geistige Methoden der Krebsheilung spezialisiert hat. Petrov nennt mentale Stärkung, Klarheit im Geist, Aktivierung der Selbstheilungskräfte unter Einsatz der Russischen Informationsmedizin als seine Erfolgsmethode. Zu seinen bekanntesten Werken gehören *Rette dich, Rette die Welt in dir, Rette die Welt um dich, Die Formel des Weltalls* und *Kosmo-Psychobiologie*.[65]

Petrovs Anliegen ist nicht nur eine neue Medizin, sondern eine neue Weltwahrnehmung, ein neues Selbstverständnis des Menschen, seiner psychophysischen Struktur, seiner Persönlichkeit, seines Platzes im Universum. Ihm liegen der bewusste Umgang mit der Natur und den Erdressourcen sowie die globale Heilung der Krebs-Information am Herzen.

Zitat von Petrov : »Offensichtlich ist eine solche Zeit gekommen, wo dieses Hellsehen sich bei vielen Menschen zu öffnen beginnt. Und ich möchte sagen, dass praktisch jeder Mensch in der Lage ist, diese Fähigkeit zu erlangen. (…) Man könnte sagen, es gehört in den Bereich der Science-Fiction, doch es ist Realität. Es reicht aus, daran zu glauben, damit in Berührung zu kommen, es zu nutzen, und schon geschieht es.«[66]

Sergey Sergeevich Konvalov ist ein russischer Wissenschaftler, Komponist, Doktor der Medizin und Heiler. Nach seinem Medizinstudium arbeitete er als Militärarzt und forschte bereits zu dieser Zeit intensiv im Bereich »alternative Heilmethoden«. Relativ bald machte er sich selbstständig und vertiefte seine Forschungen, insbesondere auf dem Gebiet der Kardiologie und der Gerontologie (Altersforschung). Neben seiner intensiven Suche danach, Lösungen für Probleme mit dem Älterwerden zu finden, spezialisierte er sich auch auf Zellbiologie, Immunologie und Genetik.

Dankesschreiben auf der Website Konvalovs[67] bekunden, dass Heilungen durch seine Heilsitzungen, manchmal sogar allein durch das Hören von Konvalovs Musik oder das Lesen seiner Bücher geschehen sein sollen. Zu den auf seiner Website veröffentlichten Heilungsberichten gehören u. a. die Überwindung von Unfruchtbarkeit, Krebserkrankung, altersbedingten Erkrankungen.

Konvalov postuliert – ähnlich wie der deutsche Arzt *Joachim Faulstich*[68] – eine spirituelle Harmonie zwischen Arzt und Patienten als Grundlage von Heilungsgeschehen. Diese spirituelle Harmonie ermögliche ihm, die Ursachen des Leidens zu erkennen und Heilungsprozesse bis auf die Ursachenebene mit aktiver Hilfe der Patienten einzuleiten. Hierbei spielt die *spirituelle Reinigung* (*Cleansing*) die entscheidende Rolle, nicht das physische Heilungsgeschehen. *Cleansing* ist für Konvalov auch die Grundlage des neuen, erfüllten Lebens seiner Patienten. Er geht wie viele große russische Wissenschaftler davon aus, dass Information die Grundlage der Welt darstellt.

Konvalov ist Leiter des Instituts für Gerontologie und Bioregulation in St. Petersburg. Er prägt den Begriff »Energie der Schöpfung«[69] und ist Autor zahlreicher Bücher, von denen einige in verschiedene Sprachen übersetzt wurden. Leider gibt es noch kein deutschsprachiges Buch von ihm. In englischer Sprache erschienen ist sein Bestseller *I can take your pain away* (deutsch: Ich kann Ihnen den Schmerz wegnehmen).

Valerj Sinelnikov (*21.11.1966; andere Schreibweise: Sinel'nikov) ist ein russischer Therapeut, Schriftsteller und Buchautor. Er ist Gründer der Wohltätigkeitsorganisation *School Health and Joy* und einer der Pioniere der Gesundheitspsychologie. Sein Vater war Offizier, seine Mutter Schullehrerin. Sinelnikov schloss sein Studium in Physik und Mathematik an der Universität von Simferopol und an der *Krim Medical University* jeweils mit Auszeichnung ab. Heute ist er verheiratet, hat vier Kinder und leitet regelmäßig weltweit Seminare.

Sinelnikovs Thesen zur Gesundheit lassen sich in folgenden Grundsätzen zusammenfassen:[70]

1. Wir leben nicht isoliert von dieser Welt, sondern wir sind Teil von ihr.
2. Gesundheit bedeutet Harmonie mit sich selbst und der Umgebung.

3. Unser Körper befindet sich in ständigem Kontakt mit verschiedenen Erscheinungsformen der gesamten Schöpfung.
4. Eine Krankheit ist ein (Warn-)Zeichen, dass der Betreffende sein Gleichgewicht verliert.
5. Wir selbst bringen uns aus dem Gleichgewicht und erschaffen somit die Krankheiten durch unsere Handlungen, Gedanken und Emotionen.
6. Wenn wir für die Reinheit unserer Gedanken, Emotionen, Verhaltensweisen und Absichten sorgen, bleiben wir gesund.
7. Eine Erkrankung ist die Wirkung der Heilkräfte der Natur. Sie stellt das verlorene Gleichgewicht wieder her.
8. Der Organismus bemüht sich von selbst, das verlorene Gleichgewicht wiederherzustellen.
9. Die Aufgabe eines Arztes besteht darin, die Wirkung der Heilkräfte der Natur beim Wiedererreichen des Gleichgewichtes zu unterstützen und den Menschen zu lehren, gesund zu sein.

Sinelnikovs zahlreiche Bücher sind in Russland und in der Ukraine überaus bekannt, einige von ihnen sind sogar in bis zu vierzehn verschiedenen Sprachen veröffentlicht.[71] In deutscher Sprache erschienen ist sein Buch *Gewinne deine Krankheit lieb*.

Mirsakarim Sanakulovich Norbekov (*17. November 1957) ist ein russischer Wissenschaftler, Geistheiler und Buchautor. Er erfand ein in Russland mittlerweile verbreitetes alternativ-medizinisches Lehrsystem und ist Präsident des 1998 gegründeten *Instituts für Selbstheilung des Menschen* in Moskau. *Norbekov* hat sich u. a. spezialisiert auf die Heilung von Sehfehlern (Buchautor: *Eselsweisheit. Wie Sie Ihre Brille loswerden*), die Entfernung von Narben, Verjüngung der Haut auf geistigem Weg und die wissenschaftliche Auseinandersetzung mit dem Enzym *Acetycholinesterase* in roten Blutkörperchen.

Vadim Zeland ist ein russischer Autor. Er arbeitete vor dem Zusammenbruch der Sowjetunion als Quantenphysiker in der wissenschaftlichen Forschung. Später war er in der Computertechnologie tätig. Heute lebt Zeland zurückgezogen in Russland und widmet sich ganz seiner Tätigkeit als Autor der bekannten Buchreihe *Transsurfing (die Realität ist steuerbar)*, die weltweit hunderttausendfach verkauft wird.

Zu den modernen russischen Heilern und Wissenschaftlern gehören auch die Quantenphysiker **Vitali** und **Tatiana Tichoplav** (Buchautoren von *Unser Treffen mit Grabovoi*) und die bereits im Vorwort erwähnte **Valentina Batishcheva** (Autorin von *Das Buch für das ewige Leben*).

Mit den Werken dieser Autoren und Wissenschaftler erhält der Leser ein gewaltiges Wissen, das allerdings sehr komplex und oftmals kompliziert formuliert ist. Ich (OH) habe es mir zur Aufgabe gemacht, dem westlichen Menschen das russische Wissen in leicht verständlicher Form zugänglich zu machen. Das Ergebnis meiner Arbeiten finden Sie in diesem Buch – und in meinen Vorträgen und Seminaren.

Organe nachwachsen lassen – warum nicht?

In die Schlagzeilen der Presse gelangte die Russische Informationsmedizin durch Berichte darüber, dass die Russen Organe, Bandscheiben, ja sogar Zähne regenerieren und nachwachsen lassen würden.

Dass sich nach bereits einem Seminar die Sehkraft so stark verbessern kann, dass bisher fehlsichtige Menschen ohne Brille nach Hause gehen können, wie auch die deutliche Verbesserung von Rücken und Gelenkproblemen erscheint plausibel – aber Organe nachwachsen lassen? Doch tatsächlich: Auf der Basis der mentalen Konzentration und Arbeit mit dem Bewusstsein soll es Teilnehmern gelungen sein, nicht nur kranke Organe zu regenerieren, sondern auch Organe wie Niere, Gallenblase, Gebärmutter oder gar einen Zahn mithilfe der Methoden der Russischen Informationsmedizin nachwachsen zu lassen.

In unserem Körper findet ein ständiger Regenerationsprozess statt. Wie wir wissen, erneuern sich sämtliche Zellen unseres Körpers innerhalb von nicht allzu langer Zeit komplett:

- Alle sieben Jahre sind wir im Grunde – zumindest was die Materie angeht – ganz neue Menschen[72], denn im Zyklus von durchschnittlich sieben Jahren erneuern sich alle Zellen im Körper des Menschen komplett.

- Zwischen zehn und 50 Millionen Körperzellen pro Sekunde (!) baut der menschliche Körper ab und ersetzt sie durch neue Zellen.
- Alle zwei Tage erneuert sich die oberste Zellschicht des Dünndarms einmal komplett.
- Der Mensch bildet jährlich so viele neue Leberzellen, dass es für 18 Organe reichen würde.
- Auch Gelenke und Knochen baut der Körper permanent ab und wieder auf.
- Für nahezu jedes Organ oder Gewebe gibt es nachweislich Stammzellen (nicht nur im Knochenmark), die ständig für Nachschub sorgen und neue Zellen bilden.[73]

Erneuerung und Heilung finden ständig statt, der Körper ist an sie gewöhnt. Aus der Sicht der Russischen Informationsmedizin orientiert sich der Körper dabei immer an einem nicht materiellen Bauplan im Informationsfeld des Menschen. Fehler oder Abweichungen von der göttlichen Norm / Ordnung in dem Informationsfeld sind es, die für die Aufrechterhaltung einer Krankheit verantwortlich sind. So erklärt es sich auch, dass Geschwüre und Zysten, die operativ entfernt wurden, wieder nachwachsen und den Körper erneut belasten[74], falls der Grund für ihre Entstehung nicht behoben wird. Dafür müssen Fehlprogramme und Fehlinformationen (die Abweichungen von der göttlichen Ordnung) im Informationsfeld, nach dem sich der Körperaufbau richtet, aufgelöst werden. Die Aufgabe besteht also darin, den jeweiligen Körperbereich und den ganzen Organismus wieder mit der idealen Information zu versorgen und es ihm so zu ermöglichen, den Zustand von Gesundheit und Unversehrtheit herzustellen.

Machen Sie sich an dieser Stelle bewusst, dass das Nachwachsen von Gliedmaßen für eine Eidechse eine Selbstverständlichkeit ist. Und bei einem Hai kann binnen einer Woche ein ganzes Gebiss nachwachsen. Warum sollte der Mensch, der ein weitaus höheres Bewusstsein hat, dies nicht können? Der spirituelle Lehrer Drunvalo Melchizedek berichtet in dem Zusammenhang auf einem Seminar:

Ein Junge hatte einen Verkehrsunfall und verlor dabei ein Bein. Doch nach einigen Wochen bemerkten die Eltern und auch die Ärzte, dass das Bein anfing, wieder nachzuwachsen. »Unmöglich!«, kreischten alle sofort. Man konnte sich die Sache nicht erklären und begann, das Wachsen auf Video aufzuzeichnen. Drunvalo behauptete, dass in der Zeit, als er davon erfuhr, gerade die Zehen am nachwachsen waren. Welches Geheimnis steckt dahinter? Nun, was den Eltern irgendwann wieder einfiel, war, dass der Junge in seiner Kindheit immer mit Eidechsen gespielt hatte. Und wie wir alle wissen, wächst bei Eidechsen ein abgerissener oder abgefallener Schwanz wieder nach. Nun hatten es sowohl Ärzte als auch die Eltern versäumt, dem Jungen zu erklären, dass bei Menschen die Glieder nicht mehr nachwachsen. Und

*da ihm das keiner gesagt hatte, ging der Bub durch seine
Beobachtung davon aus, dass dies beim Menschen
genauso ist.*[75]

Ein weiteres Beispiel für das Nachwachsen von Gliedmaßen
stammt aus Neuseeland:

*Ich hatte in Neuseeland eine Lehrerin kennengelernt, die
mir folgende Geschichte erzählte. Ein kleines Mädchen
hatte sich in der Schule beim Basteln einen Finger zur
Hälfte abgetrennt. Die Lehrerin erklärte dem kleinen
Mädchen, dass der Finger wieder nachwachsen würde,
aber nur, wenn sie es keinem anderen Menschen verraten
würde. Und was geschah? Der Finger wuchs binnen zwei
Jahren wieder nach.*[76]

Aus unserer Sicht war der Ratschlag der Lehrerin weise.
Denn die Zweifel, mit denen das kleine Mädchen überschüttet worden wäre, wenn es ihre Absicht kundgetan hätte, dass
es seinen Finger nachwachsen lassen will, hätten wahrscheinlich jeglichen Heilerfolg torpediert. Bereits Shakespeare sagte: »Zweifel sind Verräter, sie rauben uns, was wir erringen
könnten, wenn wir nur einen Versuch wagen.«

Wie oft sagen Ärzte zu ihren Patienten: »Da kann man
nichts machen, das ist nicht heilbar« oder gar »Sie müssen
sich darauf einstellen, dass Sie nur noch eine kurze Zeit zu
leben haben« – so wird der Patient darauf programmiert,

dass eine Heilung nicht möglich ist. Interessanterweise haben Ärzte eine relativ geringe Lebenserwartung. In den USA gibt es eine Statistik, nach der die meisten Ärzte deutlich früher sterben als ihre Patienten. Möglicherweise deshalb, weil sie ihre Aufmerksamkeit so sehr auf die Krankheit und viel zu wenig auf die Gesundheit richten?

Eine Verbesserung ist in jedem gesundheitlichen Zustand möglich. Damit das auch geschieht, sind der Glaube an die Heilung, die feste Absicht, vollständig gesund zu sein, sowie die Arbeit am eigenen Bewusstsein und die Übernahme der Verantwortung für die eigene Gesundheit und das eigene Leben notwendig.

Das Welt- und Menschenbild der Russischen Informationsmedizin

Welche Bedeutung hat Information?

Das holistische Weltbild geht von einer Quantenmechanik aus, in der Phänomene wie Nichtlokalität (Nichtortsgebundenheit) und Quantenverschränkung auf die Bausteine »Information« und »Energie« verweisen. Hierbei wird das »Quantenvakuum« als jener Zustand definiert, der die unterschiedlichsten Formen von Materie durch Information hervorbringt.

»In-for-ma-tion« ⇨ in eine Form bringen (lateinisch *informare*, eine Form geben)

Aus der Sicht der Quantenphysik ist Information ein »Muster von Materie- und Energieformen«. Potenzielle Informationen sind *mögliche* Wechselwirkungen; die Informationsbasis dazu bildet ein kohärentes Trägerfeld.[77]

Alle Dinge, die sich in Raum und Zeit zutragen, hinterlassen Spuren im Vakuum – d. h., sie »in-formieren« es –, und das in-formierte Vakuum wirkt seinerseits auf Dinge und Ereignisse ein – es »informiert« sie. Die unterschwellige »Formung« von Dingen und Ereignissen durch Wechselwirkung mit dem Vakuum ist die Ursache für das beobachtete Phänomen der In-formation.[78]

Die Russische Informationsmedizin betrachtet Menschen, Tiere, Pflanzen, Mineralien und auch scheinbar unbelebte Materie als Gegenstände von Information. Auch Ereignisse, Gefühle, Gedanken werden als Information betrachtet. Dem gesunden Organismus liegt eine harmonische, gesundheitsfördernde, dem kranken Organismus eine disharmonische, von der göttlichen Ordnung abweichende Information zugrunde. Die Information ist entscheidend für die *Struktur* der Materie, und die Veränderungen in dem Informationsfeld führen zur Veränderung in der Materie.

Information hat eine enorme Wirkung auf den Menschen, die bis zur tiefsten Ebene seines Wesens durchschlägt. Information kann einen Menschen aus dem Gleichgewicht bringen oder wieder gesunden lassen. Es ist die Information, die krank macht, und es ist die Information, die heilt. Dies kann ein vereinfachtes Beispiel verdeutlichen:

Herr Müller ist ohne Familienanhang im Urlaub in der Karibik. Er befindet sich im Kreise von Freunden und genießt den Sonnenuntergang am Meer. Es geht ihm rundum gut. Da bekommt er eine SMS, in der zu lesen ist, dass seine Frau zu Hause in Europa einen Liebhaber habe und sich scheiden lassen wolle. In diesem Moment sind keine Schadstoffe, Gifte oder physische Einwirkungen durch das Telefon geflossen, lediglich eine Information in Form von ein paar Buchstaben. Und doch wird Herr Müller eine deutliche Veränderung seiner Befindlichkeit wahrnehmen. Ihm ist nun vielleicht übel, seine Leber drückt, sein Magen spielt verrückt, vielleicht ist er sogar so außer sich, dass er eine ungeschickte Bewegung macht und sich dabei den Fuß verknackst – und er hat lediglich eine SMS bekommen. Aufgeregt ruft er seine Frau an, und er findet so heraus, dass ein »Freund« in einem unbeachteten Moment das Handy seiner Frau bedient hatte, um sich einen Scherz zu erlauben, und dass seine Frau ihn liebt. Augenblicklich entspannt sich sein Körper, obwohl weder Medikamente noch ärztliche Behandlungen, sondern einfach wieder nur Informationen über das Telefon zu ihm gelangt sind.

Nicht jeder spricht auf die gleiche Information gleich an. Vielleicht wollte Herr Müller seine Frau ohnehin verlassen, hat selbst eine Geliebte in der Karibik und fühlt sich durch die SMS von Schuldgefühlen befreit. In dem Fall wird er vielleicht gleich am Strand die SMS mit einer Flasche Sekt feiern – die gleiche Information, aber ein ganz anderes Ergebnis.

- Dauerhafte Heilung und Verbesserung der Lebensumstände beginnt stets auf der Ebene der Information.
- Information ist die Grundlage für Energie und Materie.
- Das menschliche Bewusstsein interagiert mit dem Informationsfeld und kann bewusst die Materie verändern, den Körper / die Organe regenerieren und die Gesundheit wiederherstellen.

Was ist Energie?

Energie (altgriechisch *en*, innen, und *ergon*, wirken) ist der Übermittler von Information an die Materie.

Jede materielle Erscheinungsform hat ihre ganz charakteristische Wellenlänge und ihren individuellen Informationsgehalt. Die Information, die diese Welle trägt, ist entscheidend dafür, wie unser Körper darauf reagiert. ... Die folgende Grafik veranschaulicht schematisch die auf eine Welle modulierte Information.[79]

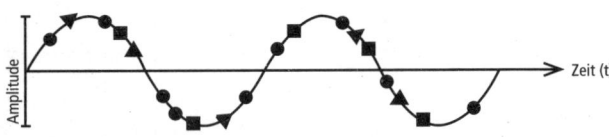

■ ● ▲ = auf die Welle aufgeprägte Information

So wirkt die Energie – wie in der Abbildung dargestellt – als Trägerwelle für Information. Eine Analogie für das Zusammenspiel von Energie und Information sind Licht und Klang / Wort. Licht und Klang / Wort sind zwei verschiedene Dinge und doch miteinander verwoben. In alten Schöpfungsmythen wird beschrieben, dass die gesamte Schöpfung aus Licht und Klang / Wort erschaffen wurde (»Am Anfang war das Wort ...«, Johannes 1,1).

- Information / Wissen ≅ Licht
- Energie ≅ Klang / Wort

Wie wirkt Informationsmedizin?

Die immer stärker bewusst werdende Bedeutung der Information zeigte sich auch im Bereich der Medizin. So wurde gegen Ende des letzten Jahrhunderts ein neues Wort geprägt: Informationsmedizin.

Die Informationsmedizin geht davon aus, dass die Grundlage von allem, was wir als Materie wahrnehmen, und auch die Grundlage des menschlichen Körpers ein informatives Feld ist, das als Bauplan der Materie dient und aus dem heraus die materiellen Entwicklungen gesteuert werden. Dies ist vergleichbar mit einer Computersoftware, die eine entsprechende Hardware steuert. Die »Hardware« sind in diesem Beispiel die Zellen und Organe, Gelenke und Gefäße, Formen und Strukturen, die sich durch entsprechende »Software-Informationen« (informatives Feld) beeinflussen lassen.

Sämtliche Vorgänge in unserem Organismus, alle Zellfunktionen, werden von der Informationsebene gesteuert. Aus Sicht der Informationsmedizin liegt der primäre Grund für die Krankheit in einer Störung im Informationsfeld des Menschen. Eine chronische Erkrankung bedeutet demzufolge eine gestörte Kommunikation innerhalb des Zellsystems und mit dem gesamten sie steuernden Informationsfeld. Der Informationsfluss ist blockiert, insbesondere die kranken Zellen sind aus dem regulierenden Informationsfluss herausgekommen und orientieren sich nicht mehr an optimaler Gesundheit, die wir in der Russischen Informationsmedizin »göttliche Ordnung« nennen.

> Im Gegensatz zu der schulmedizinischen Vorgehensweise werden in der Informationsmedizin nicht die Symptome bekämpft, sondern die gestörten Informationsmuster korrigiert.

Ein Beispiel aus der Computerwelt soll diese Vorgehensweise verdeutlichen: Wenn ein Virus im Internet kursiert, nützt es nichts, den Virus aus dem Internet zu löschen, denn er hat längst die Festplatte von Computern befallen. In dem Fall ist es wichtig, die betroffenen Programme auf dem Computer wiederherzustellen. Dafür lässt man die Originalprogramm-CD im Reparaturmodus auf dem Computer laufen, sodass die betroffenen Programme restrukturiert werden und der Computer wieder auf die richtigen Programme (Informationen) zurückgreifen kann.

Genau so, wie wir im Internet Informationen abrufen und miteinander kommunizieren, kommunizieren unsere Zellen miteinander und mit dem Informationsfeld, das sie steuert. Interessanterweise reagiert unser Gehirn bis zu 4000-mal schneller auf Informationen als auf gespritzte oder geschluckte Medikamente.[80] Informationsmedizin muss nicht erst durch den Verdauungstrakt bzw. über den Blutkreislauf assimiliert werden. Sie kann *augenblicklich* wirken. Das Informationsfeld steht in direktem Kontakt mit dem Bewusstsein des Menschen und kann daher durch den Menschen bewusst verändert werden. Die Aufgabe des Behandelnden bei der Informationsmedizin ist es, den Menschen zu unterstützen und zu begleiten auf dem Wege der (Selbst-)Heilung.

Die Weisheit der Heilung ist überall präsent,
sie wartet darauf, angenommen zu werden.

Krankheit, Gesundheit und Heilung aus Sicht der Informationsmedizin

Krankheit ist aus Sicht der Russischen Informationsmedizin eine Störung der Struktur und Funktion des Körpers, die als Ergebnis seiner pathologischen Information, z. B. durch negative Gedanken, Gefühle, Glaubenssätze, Einstellungen zum Leben, zustande kommt.

Die Krankheit beginnt auf der Informationsebene des Menschen, danach geht sie auf die energetische Ebene über und später, wenn der Zustand nicht behoben wird, manifestiert sie sich im Körper. Bei der Genesung des Menschen geschieht dies auf demselben Wege: Zuerst verlässt die Krankheit den Menschen auf der Informationsebene, dann auf der energetischen Ebene und erst zum Schluss auf der physischen Ebene – und der Mensch wird wieder gesund.

Zur Veranschaulichung dient ein vereinfachtes Beispiel: Ein Mensch hat massive Probleme mit seinem Vorgesetzten. Seine Gedanken und Gefühle sind durch Angst und Sorge belastet. Daraufhin schläft er schlecht und fühlt sich energielos. Wenn dieser Zustand nicht behoben wird, manifestiert er sich als eine Krankheit, beispielsweise in Form einer Grippe. Sobald der Mensch wieder zur Ruhe und in Einklang mit sich selbst kommt, verändern sich seine Energieverhältnisse: Sein Schlaf wird tiefer, er hat wieder Energie und Lebensmut. Die Krankheit und ihre Symptome ziehen sich aus der physischen Ebene zurück.

Die Information der Krankheit kann nur in den Menschen gelangen, wenn sein »Schwingungsmuster« instabil und »niederfrequent« ist. Wenn der Mensch in Gedanken, Gefühlen, Emotionen gegen das Leben und sich selbst kämpft, sich in Stress befindet, wenn Angst und Ärger von ihm Besitz ergreifen, wenn der Fokus des Betreffenden auf Krankheiten und

Belastungen liegt und nicht auf Gesundheit und Lösungen, dann wird er empfänglich für die »niederfrequenten« Informationen von Krankheit.

Die krank machenden Schwingungsmuster der Erreger und Schadstoffe werden dann von den Organen / Körperzellen des Menschen übernommen. Und damit beginnt die gestörte Funktion, die sich später als Krankheit im Körper manifestiert. Hierzu einige Zitate:

- *Der Körper kann nicht von sich aus krank werden, er ist nur die Projektionsfläche des Bewusstseins. Er ist wie eine Leinwand, die von sich aus keine Bilder entstehen lassen kann. ... Deshalb hat es auch keinen Sinn, Löcher in die Leinwand zu schneiden, wenn einem der Film nicht gefällt (Operationen), oder die Leinwand immer wieder weiß zu streichen (symptomatische Behandlung).*[81]
- *Was wir üblicherweise als Krankheit bezeichnen, ist ... nicht die eigentliche Krankheit, sondern nur ihr Symptom, ihr körperlicher Ausdruck. Krankheit selbst ist vielmehr eine Disharmonie im Bewusstsein des Menschen, ein Zeichen für das Herausfallen des Menschen aus seiner natürlichen Ordnung – eine Störung des ganzen Menschen und nicht nur seines Körpers.*[82]
- *Das Grundgesetz des Lebens ist das Beibehalten des dynamischen Gleichgewichts bzw. der Homöostase*[83] *... Eine Krankheit ist ein Zeichen dafür, dass der Organismus aus dem Gleichgewicht geraten ist ... Deshalb respektieren*

Sie Ihre Krankheit ... Bedanken Sie sich ebenso bei der Krankheit ... als ein Warnzeichen für unser Unterbewusstsein ...[84]

- *Jede Zelle ist ein Informationswesen, das vom Gehirn ständig Botschaften bzw. Anweisungen erhält. Die Informationen, die eine Zelle bekam und bekommt, die nicht ordnungsgemäß funktioniert, können nicht sehr glücklich machend gewesen sein. Wenn eine solche Zelle stirbt, welche Chance hat dann ihre Nachfolgerin? ... Sie bekommt vom Gehirn schon im ersten Moment die Information: »Du bist genauso wie deine Vorgängerin.« ... Heilen kann sich ein solcher Mensch, indem er die Information umschreibt ... Die Zellen bekommen nur noch die aufgrund der neuen Information gebildeten Botenstoffe, und umgehend tritt die körperliche Heilung ein.*[85]
- *Wer ... mit sich im Reinen ist, sich selbst entspricht, in Harmonie lebt und mit der Wahrheit seines jetzigen So-Seins lebt, der steht auch im Einklang mit sich und dem Leben und ist damit auch »heil«.*[86]

Da Symptome und belastende Lebensumstände die Folge eines gestörten Informationsprozesses im Quantenfeld des Menschen sind, muss jeder Heilungsansatz die Korrektur der pathologischen Informationen vornehmen, wohingegen jeder rein symptomatische Ansatz, welcher die Informationsebene (Bewusstsein, Gefühle, Gedanken, Glaubenssätze) nicht verändert, nicht nachhaltig wirken kann.

Wollen wir eine Krankheit überwinden, ist es sehr wichtig, die Verantwortung für den Zustand der eigenen Gesundheit und der eigenen Lebensumstände zu übernehmen und zu verstehen, dass nicht die äußeren Ereignisse und die anderen Menschen für unseren Gesundheitszustand verantwortlich sind. Wir müssen erkennen, dass wir selbst die Ereignisse und Lebensumstände, die wir als belastend empfinden, in unser Leben hineingezogen haben, und uns aus dieser Erkenntnis heraus dafür entscheiden, unsere Lebenssituation zu ändern, unsere Gesundheit wiederherzustellen und unser Bewusstsein weiterzuentwickeln.

Sobald der Mensch seine Gedanken auf Heilung ausrichtet und die feste Absicht fasst, gesund und glücklich zu sein, fördert er seine Heilung in hohem Maße. Wenn der Mensch in Harmonie mit sich und der gesamten Weltschöpfung lebt, dann sind seine Schwingungen stabil, und die Erreger und Schadstoffe können seine Schwingungsmuster kaum beeinträchtigen. Entscheiden Sie sich also für Glück, Frieden, Gesundheit und Harmonie, und verlagern Sie schon jetzt den Fokus Ihrer Aufmerksamkeit auf das Schöne und Gute, auf Liebe und Dankbarkeit, Glück und Gesundheit.

Russische Informationsmedizin – ein moderner Weg zur Gesundheit

Der Gesundheitszustand des Menschen wird, wie Sie jetzt erfahren haben, durch sein Bewusstsein, seine Gedanken, Gefühle und Glaubenssätze bestimmt, sowie durch seine Einstellung zu sich selbst und der Welt. Die Russische Informationsmedizin ist eine besondere Form der Informationsmedizin, die mit ihren Heiltechniken bzw. gezielten Konzentration auf die praktische Anwendung ausgerichtet ist und den Menschen darin unterstützt, sein Bewusstsein zu entwickeln. Sie will die Menschheit auf den Weg zu einem glücklichen, gesunden, harmonischen, jungen, vollkommenen Leben führen.

Mithilfe von gezielten Konzentrationen der russischen Heiltechniken

- wirken Sie heilend auf Ihre Zellen, Organe, Ihren gesamten Körper;
- können Sie Ihre Gesundheit wiederherstellen;
- erzielen Sie glückliche, erwünschte Ereignisse in Ihrem Leben;
- entwickeln, strukturieren und erweitern Sie Ihr Bewusstsein und Ihre übersinnliche Wahrnehmung;
- lernen Sie, sich selbst, Ihr Umfeld und die ganze Welt anders wahrzunehmen und auf einer neuen Ebene des Daseins zu leben und
- helfen Sie anderen Menschen.

Um gesund zu werden, besonders bei schwerwiegenden und hartnäckigen chronischen Krankheiten, genügt es nicht, sich Gesundheit zu wünschen, an die Krankheit nicht zu denken und positive Gedanken zu pflegen. Es bedarf der felsenfesten Absicht, gesund zu sein, die Umprogrammierung des eigenen Unterbewusstseins anzustreben, was bedeutet, die Gedanken, Gefühle, Überzeugungen und Glaubenssätze zu verändern. Gesund zu sein heißt, aus tiefstem Inneren heraus in Gedanken, Gefühlen, Emotionen, Worten und Taten der vollkommenen Gesundheit zu entsprechen und bereit zu sein, an dem eigenen Bewusstsein, und der eigenen geistigen Entwicklung zu arbeiten.

Zusätzlich zu den Konzentrationen ist es natürlich erforderlich, dass wir das Leben nach der Gesundheit ausrichten und die notwendigen Schritte in der physischen Realität vollziehen. Hierzu gehören beispielsweise:

- Ernährungsumstellung;
- sportliche Betätigung im rechten Maß;
- Bewegung an der frischen Luft;
- Vermeidung von Schad- und Giftstoffen und
- eine gesunde geistige Nahrung (Medien usw.).

Die göttliche Norm / Ordnung

Jedes Wort und jeder Satz, den der Mensch verwendet, hat eine ganz bestimmte Vibrationsstruktur und ein Schwingungsmuster. Eine Besonderheit der Russischen Informationsmedizin ist der Gebrauch eines besonderen Vokabulars, von Worten und Sätzen, die den Körper, vergleichbar dem Kammerton bei Musikinstrumenten, auf höhere Schwingungsfrequenzen einstimmen, z. B. göttliche Norm / Ordnung.

In dem russischen Wort *norma* stecken gleichermaßen die deutschen Begriffe »Norm« wie auch »Ordnung«. Deshalb verwenden wir in diesem Buch die Begriffe »göttliche Norm« und »göttliche Ordnung« synonym – stets so, wie uns diese Übersetzung eleganter erscheint; so, wie wir zwei Seiten der gleichen Münze beschreiben würden. Beide Begriffe wollen wir nachfolgend erläutern:

Der Begriff »Norm« ist vom lateinischen *norma* abgeleitet und bedeutet ursprünglich »Winkelmaß, Richtschnur, Regel«. Die göttliche Norm im Sinne der Russischen Informationsmedizin hat jedoch nichts mit den Normen des logischen Bewusstseins zu tun, damit, was »man tut«, was »normal« ist, nichts mit menschengeschaffenen Normen und auch nichts mit »normierten Menschen«. Mit *göttlicher Norm* ist hier die Übereinstimmung des einzelnen Menschen mit dem Bild gemeint, nach dem ihn der Schöpfer[87] geformt hat. Der Unterschied zwischen göttlicher Norm und menschlich-gesellschaftlicher Norm lässt sich gut durch den Vergleich von

Moral und Ethik erklären: Moral bezieht sich auf unser Gewissen gegenüber gesellschaftlichen Vorstellungen, Ethik auf unser Gewissen gegenüber dem Schöpfer.

Auch die göttliche Ordnung hängt mit der universellen Ordnung zusammen und hat nichts zu tun mit den Ordnungsbegriffen menschlich-gesellschaftlichen Denkens, sondern berücksichtigt vielmehr die individuellen Unterschiedlichkeiten jedes Individuums, seine besonderen Vorlieben, Werte und Eigenschaften. Sie alle haben Platz in der göttlichen Ordnung.

> Die göttliche Ordnung ist nichts Starres, sondern etwas höchst Lebendiges. Sie ist die Übereinstimmung des einzelnen Menschen mit dem Bild, nach dem ihn der Schöpfer geformt hat.

Im alten Ägypten wurde das Prinzip der göttlichen Norm/Ordnung der Göttin Maat zugeordnet. Dort steht Maat für das Prinzip der kosmologischen Norm, die im Größten wie im Kleinsten enthalten ist. Nur dank Maat geht, so der Glaube, die Sonne auf, und allein ihr ist Leben zu verdanken. Maat bezeichnet das angestrebte Ideal der Welt. Die Basis des Maat-Prinzips bildete die Vorstellung, dass die göttliche Gemeinschaft als Abbild der irdischen Weltordnung auf der kosmologischen Ebene existiert. Wie *Jan Assmann* schreibt: »Maat wirkt in den Ordnungen des menschlichen Zusammenlebens in ihren weisheitlichen, moralischen, rechtlichen und religiösen Aspekten. Maat befreit. Sie befreit von einer Welt ohne Sinn und Richtung, die keine Berechnung und kein Vertrauen ermöglicht.«[88] Ein Synonym für die göttliche Ordnung aus dem Fernen Osten ist *Tao*.

Ein Versuch, die göttliche Ordnung in eine wissenschaftliche Form zu bringen, sind die heilige Geometrie, der Goldene Schnitt und die Blume des Lebens, nach denen alle Proportionen im Körper und in der Welt einer sich konkret zeigenden höheren Ordnung unterliegen. Wenn wir uns den Kosmos anschauen, dann erkennen wir, dass vom Weltall bis in die Elementarteilchen des Atomkerns die göttliche Ordnung im Größten wie im Kleinsten vorhanden ist. (Das Wort *Kosmos* ist griechisch und bedeutet »Ordnung«.)

Göttliche Ordnung ist der Zustand der Liebe und Freude, der Harmonie und Dankbarkeit und des Einsseins mit der Weltschöpfung im Streben nach der eigenen geistigen Weiterentwicklung. Von dieser göttlichen Ordnung ist der Mensch nicht ausgeschlossen. Im Gegenteil: Er ist dazu bestimmt, nicht nur ein Teil, sondern sogar Träger dieser göttlichen Ordnung zu sein.

Die Russische Informationsmedizin betrachtet den Menschen als eine Zelle in einem Organismus namens »Weltschöpfung«. Der Mensch selbst stellt mit seinen Zellen ebenfalls ein »Universum« dar. Er kann nur gesund und glücklich sein, wenn er in Harmonie und Einheit mit der göttlichen Ordnung und damit mit sich selbst und der ganzen Weltschöpfung lebt. Dann spielt er in der Weltschöpfung genau den Klang, der optimal zu ihrer großen Sinfonie passt, nicht mehr, nicht weniger und nichts anderes.

Die göttliche Ordnung bedeutet, auf den Menschen bezogen:

- Der Körper regeneriert und erneuert sich ständig und ist vollkommen gesund; alle Zellen und Organe des menschlichen Körpers funktionieren auf die bestmögliche Weise.
- Das Leben wird es glücklich und harmonisch empfinden, alle Emotionen werden von Liebe und Dankbarkeit gespeist.
- Der Mensch geht seiner Berufung nach, gestaltet sein Leben schöpferisch und erfüllt seine Ziele und Aufgaben harmonisch und zum Wohle aller Menschen.
- Seine Beziehungen zu sich selbst, zu anderen Menschen und zur ganzen Welt sind von Liebe und Harmonie getragen.
- Der Mensch hat eine positive Einstellung zu seiner Vergangenheit, zieht daraus positive Erkenntnisse und schaut voller Zuversicht und Freude in seine Zukunft.
- Der Mensch strebt nach geistigem Wachstum, sein Bewusstsein ist in ständiger Entwicklung.

Die göttliche Ordnung weist uns den Weg zu Vollkommenheit, Gesundheit und Glück. Sie richtet uns auf Gesundheit und Glück bringende Ereignisse aus, deren Wurzeln in uns selbst liegen. Wenn der Mensch sich wieder auf die göttliche Norm / Ordnung konzentriert, bringt er sich in einen Zustand von Gesundheit und lässt harmonische Ereignisse geschehen.

*Der Mensch ist ein Wesen,
das sich selbst heilt, die Struktur der Welt bestimmt
und die Welt gestaltet.*

Der Mensch

Die Russische Informationsmedizin betrachtet den Menschen als eine schöpferische Einheit von Seele, Geist, Bewusstsein und Körper:

- Seine Seele ist ein Teil der Seele des Schöpfers.
- Sein Geist ist Teil des Geistes des Schöpfers.
- Sein Bewusstsein ist Teil des Bewusstseins des Schöpfers.
- Sein Körper ist ein Teil des allumfassenden Körpers des Schöpfers; der Schöpfer »lebt« im Menschen und erfährt die physische Realität durch ihn.

So wie es vier Elemente gibt (Erde, Feuer, Wasser, Luft) und vier Himmelsrichtungen, so ist auch der Mensch eine Einheit aus Seele, Geist, Bewusstsein und Körper. Fehlt eines der vier Elemente, dann ist der Mensch unvollständig.

Mensch = Körper + Seele + Geist + Bewusstsein

Jeder Mensch ist ein Teil des allumfassenden Universums, des »Körpers des Schöpfers«, mit dem er bewusst oder unbewusst in ständiger Wechselwirkung und ununterbrochenem Energie- und Informationsaustausch steht. Er ist ein Teil der Schöpfung und mit allen Objekten der Welt untrennbar verbunden. Der Mensch erlebt sich selbst und die Objekte dieser Welt nur deshalb als getrennt, weil er diese Realität durch die »Brille der dritten Dimension« betrachtet und nur einen kleinen Teil der Realität und auch nicht die nächsthöheren Dimensionen wahrnehmen kann.

Der Mensch ist ein unendliches, ewiges Wesen mit schöpferischem Bewusstsein. Seine Zellen, Organe, sein ganzer Organismus sind eine Darstellung der sich entwickelnden Weltschöpfung. Der Mensch ist dazu gedacht, die Großartigkeit, die Schönheit und die Vollkommenheit dieser Weltschöpfung auszudrücken. Jeder einzelne Mensch trägt in sich die Erfahrung der gesamten Evolution und die Information des großen Ganzen.

Der Mensch ist ein unentbehrlicher Teil der Welt. Die Erde braucht den Menschen genauso, wie der Mensch die Erde braucht. Die Russische Informationsmedizin geht davon aus, dass er die Energien des Kosmos transformiert und damit die Erde speist. Dadurch verbindet er die Energien der Erde mit den Energien des Kosmos. Der Mensch bekommt die reine göttliche Energie, füllt sie mit den Emotionen und Gefühlen aus seinem Erleben in der physischen Welt und gibt sie an den Schöpfer zurück.

Alles, was in der Welt geschieht, hat Auswirkungen auf den Menschen. Die Entwicklung des Bewusstseins jedes Menschen überträgt sich auf die ganze Welt und verändert sowohl seine als auch die gesamte Realität. Der Mensch ist für die Entwicklung der äußeren Realität erschaffen. Die physische Realität ist dem menschlichen Bewusstsein untergeordnet. Es liegt am Menschen, seine Welt voller Liebe, Freude, Gesundheit und Harmonie zu gestalten. Wenn der Mensch den eigenen Körper wiederherstellt, trägt dies zur Wiederherstellung und Genesung der gesamten Welt bei.

Das energetische Feld bzw. das Informationsfeld des Menschen wirkt in dem unendlich viel größeren Feld des Universums. Durch dieses universelle Feld sind alle Menschen wie durch unsichtbare Fäden miteinander verbunden. Der Mensch als Teil des Schöpfers ist ein geistig-seelisches Wesen und verfügt über enormes Potenzial. Die göttlichen Kräfte und die Möglichkeiten, die bestmögliche eigene Welt zu erschaffen, sind in jedem Menschen vorhanden. Es hängt von der Entwicklung des Bewusstseins des Menschen ab, wie stark er mit der göttlichen Kraft und ihren unbegrenzten Möglichkeiten verbunden ist.

- **Der Mensch** ist eine Einheit von Seele, Geist, Bewusstsein und Körper und ist für die Entwicklung der äußeren Realität erschaffen.
- Die physische Realität entwickelt sich fortwährend durch die Gedanken, Gefühle, Wünsche, Absichten und Taten des Menschen.

> - In den Körper des Menschen ist das ganze Universum projiziert, jede Zelle des Menschen enthält die Information des ganzen Universums.
> - Die physische Realität ist dem Bewusstsein des Menschen, seinen Gedanken, Gefühlen, Überzeugungen und Absichten untergeordnet.
> - Der Mensch ist Schöpfer der eigenen Realität. Er wirkt mit an der Erschaffung seines Körpers, seiner Organe und Zellen; er ist für seine Gesundheit, sowie für seine Ereignisse und Umstände, selbst verantwortlich.

Der menschliche Körper

Der Körper (von lateinisch *corpus*, Leib) ist die Gestalt eines Gegenstandes oder Lebewesens, mit der er bzw. es von seiner Umgebung abgesetzt ist. Darunter verstehen wir einmal den Leib, den wir im Spiegel sehen, mit den Händen berühren und mit den anderen Sinnen erfassen können.

Das mechanistische Weltbild reduziert den menschlichen Körper auf das Sichtbare. Demzufolge besteht ein Mensch von etwa 70 Kilogramm Gewicht aus durchschnittlich[89]

- 30 Kilogramm Muskeln,
- 7 Kilogramm Skelett (ohne Knochenmark),
- 6,1 Kilogramm Haut und subkutanem Gewebe,

- 5,4 Kilogramm Blut,
- 2,0 Kilogramm Verdauungstrakt,
- 1,7 Kilogramm Leber,
- 2,1 Kilogramm rotem Knochenmark,
- 1,3 Kilogramm Gehirn,
- 1,0 Kilogramm Lungenflügeln,
- 0,3 Kilogramm Herz,
- 0,3 Kilogramm Nieren,
- 0,18 Kilogramm Milz,
- 0,02 Kilogramm Schilddrüse usw.

Doch auch der menschliche Körper besteht, wie jedes materielle Objekt, zu über 99,9 Prozent aus dem »leeren Raum«, dem Informationsfeld (Quantenfeld). Würde man dieses Quantenfeld zwischen Atomkern und Elektronen und zwischen den Atomen entfernen, würde der menschliche Körper auf wenige Mikrometer zusammenschrumpfen.

Außerdem lebt der menschliche Körper auf vielen zeitlichen Ebenen zugleich, so finden z. B. Puls, Atmung, Zellteilung, Produktion von Hormonen, Enzymen und Botenstoffen und das Kreisen der Elektronen um den Kern des Atoms auf der atomaren Ebene etc. in verschiedenen Zeitdimensionen statt.

Der Körper des Menschen ist zudem die Darstellung seiner Seele in der physischen Realität und trägt zu ihrer Entwicklung bei. Er trägt das holografische Abbild des ganzen Universums in sich. Jede Zelle des Menschen trägt nicht nur die Information seines Körpers in sich, sondern auch die der gesamten Weltschöpfung.

Einige Religionen und Philosophien gehen davon aus, dass der vergängliche Körper unwesentlich oder eine Belastung und Hindernis für die Seele ist. Für die Russische Informationsmedizin hingegen ist der Körper des Menschen ein wichtiges »Transportmittel« für seine geistigen Strukturen in der physischen Realität, und er ist dazu da, die physische Realität zu erfahren und zu entwickeln. Der Mensch als Mitschöpfer realisiert das Wissen seiner Seele, er erschafft und entwickelt die physische Realität. Deswegen ist der physische Körper des Menschen von so großer Bedeutung – sowohl für die Entwicklung seiner Seele als auch für die Existenz und Entwicklung der Weltschöpfung.

Die Seele schafft durch das Bewusstsein
die Form der Existenz.

GRIGORI GRABOVOI

Die Seele

Das deutsche Wort »Seele« leitet sich von dem urgermanischen Wort *saiwaz* (See) ab und geht auf den Glauben zurück, dass die Seelen der Menschen vor bzw. nach der Verkörperung in Seen leben. Darüber, was die Seele sei, haben alte und moderne Kulturen, Philosophen und Religionen divergente

Auffassungen. Die Russische Informationsmedizin allerdings betrachtet die Seele des Menschen als ein ewiges Element der Weltschöpfung, das vom Schöpfer entsprechend der Ewigkeit der Welt geschaffen wurde und einen Teil seiner Seele darstellt. In der Tiefe seiner Seele »weiß« der Mensch, dass er ewig ist und das Potenzial des ewigen Lebens in sich trägt.

Die Seele ist außerdem unabhängig von Zeit und Raum, unendlich, multidimensional und ermöglicht die Verkörperung des Menschen. Sie verfügt über unbegrenztes Wissen, bedingungslose Liebe und ist ein Teil der Seele des Schöpfers und dadurch mit allem verbunden. Durch die Seele trägt der Mensch Ewigkeit in seinem physischen Körper.

- **Die Seele des Menschen** ist die organisierende Struktur und entsprechend der Ewigkeit der Welt vom Schöpfer erschaffen.
- Sie ist ewig, unendlich und multidimensional und unabhängig von Zeit und Raum.
- Sie verbindet den Menschen mit dem Schöpfer und trägt sein Wissen in sich.
- Von der Seele aus werden der Geist, das Bewusstsein und der physische Körper erschaffen. (Der Körper des Menschen ist die Darstellung seiner Seele auf der materiellen Ebene.)
- Wie alle Elemente der Welt befindet sich die Seele in ständiger Entwicklung.
- Das Wissen der Seele wird durch den Geist in das Bewusstsein übertragen.

Der Geist baut die Außenwelt ausschließlich aus seinem eigenen, d. h. aus geistigem Stoff auf.

ERWIN SCHRÖDINGER

Der Geist

Das Wort »Geist« hängt mit dem indogermanischen *gheis* (erschaudern, ergriffen sein) und dem westgermanischen Wort *ghoizdo-z* (übernatürliches Wesen) zusammen. Zu Luthers Zeiten wurde der Begriff »Geist« auch im Zusammenhang mit *Atem, Windhauch* verwendet. Hierzu eine nette Geschichte:

Zwei Zen-Mönche beobachten eine Fahne, die im Wind flattert. Der eine behauptet: »Die Fahne bewegt sich.« Der andere widerspricht: »Nein, der Wind bewegt sich.« Der Meister kommt und sagt: »Es ist weder die Fahne noch der Wind, die bzw. der sich bewegt – es ist der Geist, der sich bewegt.«

In dieser Geschichte scheint der zweite Mönch klüger als der erste zu sein, denn er erkennt, dass die Ursache der Bewegung der Fahne (der Ereignisse) ein anderes Ereignis (der Wind) ist. Der Meister jedoch zeigt auf, dass die eigentliche Ursache der wahrgenommenen Bewegung der Geist ist und Fahne wie Wind lediglich Gegenstände wahrgenommener Information sind.

Wir stellen den Fernseher an, und der Bildschirm leuchtet. Übertragen wir diese Analogie auf den Menschen, ist der Bildschirm das Bewusstsein. (…) Und der Geist ist das, was den Bildschirm funktionieren lässt, ihm die Möglichkeit gibt, seine Arbeit auszuführen![90]

Der Geist trägt in sich den Energievorrat zur Manifestation. Er ist es, der materialisiert, er ist das übertragende System, die Bewegung. Der Geist ist das Leben selbst, so wie der Mensch dieses Leben versteht. Er ermöglicht den Zugang zur Information der Seele und überträgt diese in das Bewusstsein.

- **Der Geist** trägt die Informationen aller Zeiten in sich.
- Er ist alldurchdringend und allgegenwärtig, er ist überall und in allem.
- Der Geist ist die Tat der Seele; er durchdringt den ganzen Raum und bewirkt Bewegung, Veränderung und Entwicklung.
- Der Geist ist das übertragende System, derjenige, der materialisiert; er ist das Leben selbst, so wie der Mensch dieses Leben versteht.
- Er ermöglicht den Zugang zur Information der Seele und überträgt diese in das Bewusstsein.

Der Mensch ist mehr als sein Körper. Mit der Kraft seines Bewusstseins kann er die gesamte Existenz positiv verändern.

Das Bewusstsein

Das Wort »Bewusstsein« entstand im deutschen Sprachraum, als man nach einer Übersetzung für das lateinische Wort *conscientia* (mit wahrnehmen, vergleiche das englische Wort *conciousness*) suchte. Der Begriff »Bewusstsein« wird in verschiedenen Lehren und Traditionen sehr unterschiedlich gehandhabt.

Bewusstsein ist die zusammengefasste Reaktion eines Subjekts auf das veränderliche Informationsfeld, die allgemeine Fähigkeit, Informationen zu bearbeiten und auf sie zu reagieren. Auf den Menschen bezogen, ist das Bewusstsein das Begreifen von sich selbst als Persönlichkeit. Doch das Bewusstsein geht weit über die einzelne Person hinaus. Es ist in seiner Essenz raum- und zeitlos, befindet sich nicht im Gehirn oder dem Körper des Menschen und agiert auf der Informationsebene, im allumfassenden Quantenfeld. Jörg Starkmuth geht davon aus, »... dass das Bewusstsein eine vom Gehirn (und auch vom Körper insgesamt) unabhängige Instanz ist ... dass das Gehirn nicht ›Träger‹ bzw. ›Erzeuger‹ des Bewusstseins ist ... Das Bewusstsein agiert auf einer reinen Informationsebene.«[91]

In östlichen Religionsformen, die Übungen entwickelt haben, die den Menschen darin unterstützen, höhere Bewusstseinszustände zu erfahren (wie z. B. Yoga, Meditation etc.), spielte bisher das Bewusstsein eine größere Rolle als im Christentum.

Aus Sicht der Russischen Informationsmedizin hat das Bewusstsein eine herausragende Bedeutung. Es ist allein das Bewusstsein, das Geist und Materie vereint. Alles, was in dieser Welt existiert, ist durch das Bewusstsein erschaffen worden. Aus ihm heraus entwickelt sich alles in der Schöpfung. Das Bewusstsein ist die geistige Struktur, die dem Menschen am nächsten ist und zu der der Mensch direkten Zugang hat. Das Bewusstsein ist die Struktur, die es dem Menschen erlaubt, mithilfe von Konzentration seinen Körper, seine Organe genesen und sich regenerieren zu lassen und seine Lebensereignisse zu steuern.

Die Russische Informationsmedizin geht davon aus, dass der Schlüssel zu vollkommener Gesundheit und glücklichen, harmonischen Lebensereignissen in der Entwicklung des Bewusstseins und im geistigen Wachstum des Menschen liegt.

- Es ist **das Bewusstsein** des Schöpfers, des Menschen und aller anderen Lebewesen, das alles, was in dieser Welt existiert, erschafft.
- Die Russische Informationsmedizin betrachtet Gott, den Schöpfer, als das allumfassende Bewusstsein und das menschliche Bewusstsein als einen Teil des Göttlichen.

- Im Bewusstsein jedes Menschen gibt es ein absolutes Maß reinen göttlichen Bewusstseins, weil das Bewusstsein des Menschen Teil des göttlichen Bewusstseins ist. Durch diese Präsenz des Göttlichen verfügt jeder Mensch über schöpferische Fähigkeiten. Das wahre Potenzial der eigenen Fähigkeiten ist den meisten Menschen noch nicht bekannt und übertrifft alle seine Erwartungen.
- Das Bewusstsein des Menschen erschafft seine Realität und erlaubt es dem Menschen, seine Realität mithilfe der Sinnesorgane wahrzunehmen.
- Es erschafft Zeit und Raum und ist ihnen nicht untergeordnet.
- Es vereint die geistige und die physische Welt des Menschen.
- Das Bewusstsein des Menschen befindet sich in allen Objekten und Elementen der Welt und ist sich ihrer Entwicklung bewusst. (In allem, was wir wahrnehmen, ist ein Teil unseres Bewusstseins präsent.)
- Alles, was im Bewusstsein des Menschen ist, ist Realität für sein Bewusstsein. Der Mensch kann nur das wahrnehmen, was in seinem Bewusstsein ist.
- Das Bewusstsein ist die geistige Struktur, die dem Menschen als Instrument zur Steuerung seiner Realität dient.
- Je höher das Bewusstsein einer Spezies entwickelt ist, umso größeren Einfluss nimmt dieses auf die physische Realität.
- Das entwickelte Bewusstsein erlaubt es dem Menschen, sein Leben bewusst zu steuern, seinen physischen Körper zu regenerieren und zu heilen, glückliche, harmonische Ereignisse zu erzielen und in Einklang mit der gesamten Schöpfung zu leben.

Nach der Russischen Informationsmedizin kann man durch zielgerechte Konzentration des Bewusstseins auf ein Organ die Heilung dieses Organs bewirken.

Das Bewusstsein reflektiert das Licht der Seele,
so wie die Planeten das Licht der Sterne reflektieren.

Aspekte des Bewusstseins

Bewusstsein hat zahlreiche Aspekte, von denen wir Ihnen nachfolgend einige vorstellen wollen. Es gibt

- das göttliche Bewusstsein,
- das Bewusstsein des Körpers, der Organe und der Zellen,
- das logische Bewusstsein und
- das kollektive Bewusstsein.

Das göttliche Bewusstsein

Die Russische Informationsmedizin definiert den Schöpfer als das göttliche (allumfassende) Bewusstsein. Es ist das wahre Bewusstsein. Es erschafft den Kosmos, die Sonnensysteme mit ihren Planeten, natürlich auch die Erde mit ihren Elementen usw. Es birgt die gesamte Struktur der Welt in sich – alles, was ist, alles, was jemals war, und alles, was jemals sein wird.

Hierbei handelt es sich um eine Reflexion der gesamten Welt in der Unendlichkeit und Ewigkeit. Das göttliche Bewusstsein ist die Grundlage für ewiges Leben und ewige harmonische Entwicklung der Weltschöpfung.

Das Bewusstsein des Körpers, der Organe und der Zellen

Alle Organe, Zellen, Moleküle, Atome des menschlichen Körpers verfügen über Bewusstsein und funktionieren, ohne dass der Mensch sie ständig kontrollieren muss.

Das Bewusstsein des Menschen ist mit dem Bewusstsein seiner Organe und Zellen fest verbunden und erlaubt Einfluss auf sie zu nehmen. Der Mensch kann mithilfe seines Bewusstseins mit jedem Organ, mit jeder Zelle, mit seiner eigenen DNS in Kontakt treten und sie positiv verändern. Die zielgerichtete Konzentration des Bewusstseins auf ein Organ führt zur Genesung dieses Organs.

Somit hat das Bewusstsein des Menschen enormen Einfluss auf seinen gesundheitlichen Zustand. Es erschafft seinen Körper mit. Der Mensch selbst ist für seine Zellen und Organe, für seine »treuen Untertanen«, verantwortlich und kann sie mental beeinflussen. Die Zellen und Organe, die DNS des Menschen »hören« auf seine Gedanken, Worte und Gefühle und sind bereit, sich zu verändern. Sie warten – manchmal lebenslang – auf seine weisen und bewussten Anweisungen und sind immer bereit, diesen zu folgen. Sie verändern sich, wenn das Denken des Menschen, sein Fühlen, sein Glauben und seine Überzeugungen sich verändern.

> Das Bewusstsein des Menschen ist mit dem Bewusstsein seiner Organe, Zellen und sogar seiner DNS verbunden und bestimmt den Gesundheitszustand des Menschen.

Das kleine Wissen trennt von Gott,
das große Wissen bringt zu Gott zurück.

Das logische Bewusstsein / der logische Verstand

Das logische Bewusstsein ist ein kleiner, aber unentbehrlicher Anteil des menschlichen Bewusstseins, der besonders aktiv ist. Es ermöglicht es dem Menschen, in der materiellen Welt zu agieren. Das logische Bewusstsein des Menschen beinhaltet das Wissen des kollektiven Bewusstseins und das eigene Wissen mit all seinen Einschränkungen und Begrenzungen. Es weicht in vielem vom göttlichen Bewusstsein ab, z. B. beinhaltet es Tod, Krankheiten, Alterung, negative Glaubenssätze etc., die nicht mit der göttlichen Ordnung übereinstimmen. Vergleichen wir es mit einem PC, könnten wir jene Abweichungen auch als »Bewusstseins-Viren« bezeichnen. Die Aufgabe des Menschen ist es, das eigene logische Bewusstsein zu entwickeln und zu erweitern.

Bei der Arbeit mit den russischen Heiltechniken setzen wir unser logisches Bewusstsein gezielt ein: Mithilfe des logischen Bewusstseins visualisieren und verändern wir innere Bilder und Symbole, formulieren das Ziel unserer Konzentration, stimmen uns ein und fixieren die Ergebnisse. Jede Konzentration aus der Schatztruhe der Russischen Informationsmedizin fördert die Entwicklung des logischen Bewusstseins des Menschen, strukturiert, erhebt und erweitert es.

Alles, was den Menschen umgibt,
ist auf der Grundlage des kollektiven Bewusstseins erschaffen.

GRIGORI GRABOVOI

Das kollektive Bewusstsein

Das kollektive Bewusstsein vereint das Bewusstsein aller Menschen in sich. Nach der Russischen Informationsmedizin gibt es keine vorgegebene, unabhängige, »objektive Realität«, denn die Realität befindet sich in ständiger Veränderung. Die Realität wird durch das kollektive Bewusstsein aller Menschen erschaffen und ist ihm untergeordnet. Was wir »objektive Realität« nennen, entspricht der mittelstatistischen Entwicklungsebene des heutigen kollektiven Bewusstseins (dem Mittelwert des Bewusstseins, der Vorstellungen, der Erwartungen, des Wissens aller Menschen).

Der Mensch lebt unter Einschränkungen des eigenen und des kollektiven Bewusstseins. Einigen Menschen gelang es allerdings, die Einschränkungen des kollektiven Bewusstseins zu überschreiten. Zum Teil waren dies Menschen, die fernab der Zivilisation lebten, etwa in Tibet oder Sibirien. Oder es waren Menschen, die – aus der Sicht des kollektiven Bewusstseins – über paranormale Fähigkeiten verfügten und als Wundertäter, Heiler, große Yogis usw. bekannt wurden. An erster Stelle ist hier Jesus Christus zu nennen: Er ging über das Wasser, heilte Kranke, verwandelte Wasser in Wein, erweckte Tote wieder zum Leben und ist selbst drei Tage nach seinem Tod auferstanden.

Der alltägliche Mensch nutzt nur etwa 5 Prozent seines geistigen Potenzials. Sie können sich das so vorstellen, als ob er sich noch im Vorraum eines riesigen Gebäudes befinden und sich nicht trauen würde, es zu betreten. Doch nur mit der Entwicklung seines geistigen Potenzials kann der Mensch das Leben so gestalten, wie er es sich wünscht, d. h. seine Gesundheit wiederherstellen, sich auf das gewünschte Alter verjüngen und ewiges Leben im physischen Körper erlangen.

Heute ist die Zeit dafür reif, dass die Menschheit »aufwacht«, ihr göttliches Erbe annimmt, sich an ihre vergessenen Fähigkeiten erinnert, ihr geistiges Potenzial, das kollektive Bewusstsein weiterentwickelt und auf eine neue Ebene erhebt. Ein hoch entwickeltes kollektives Bewusstsein kann die menschliche Existenz verändern, bestmögliche Gesundheit, ewiges Leben, ewige Jugend ermöglichen.

Die Entwicklung des menschlichen Bewusstseins und die Steuerung der Realität

Die Entwicklung des Menschen geht mit der ständigen Entwicklung seines Bewusstseins einher. Russische Heiltechniken tragen zur Entwicklung des Bewusstseins jedes einzelnen Menschen und dadurch des kollektiven Bewusstseins bei. Die Konzentration erlaubt es dem Menschen, sich mit dem Informationsstrom der Weltschöpfung zu verbinden und ihn bewusst zu steuern. Je mehr der Mensch lernt, sich zu konzentrieren, umso gezielter beginnt die Materie, sich dem Bewusstsein des Menschen unterzuordnen.

Der Mensch steuert seine Realität immer, unabhängig davon, ob es ihm bewusst ist oder nicht. Meist ist es ihm nicht bewusst, weil er sich in einem alltäglichen, einem schlafähnlichen Bewusstseinszustand befindet und dem Einfluss anderer unterliegt. Darum ist sein Leben oft nicht so, wie er es sich wünscht. Die eigene Realität bewusst zu steuern ist die Aufgabe jedes einzelnen Menschen – wie dies geht, das zeigt die Russische Informationsmedizin.

Der Mensch sollte lernen seine Realität bewusst zu steuern, die Welt, die Ereignisse nach eigenen Wünschen zum Wohle aller Wesen zu erschaffen, glücklich und in Einklang mit der ganzen Schöpfung zu leben.

Die Bewegung des Menschen in den höheren Zustand des Bewusstseins ist der Weg zu Gott.

Das erweiterte Bewusstsein des Menschen als Voraussetzung für effektive Steuerungen

Es gibt verschiedene Bewusstseinszustände, z. B. einen wachen, einen schlafenden, aber auch den besonderen strukturierten Bewusstseinszustand, in dem die Wahrnehmung erweitert ist, und der Mensch sein Leben bewusst steuern / beeinflussen kann. Aus Sicht des letztgenannten ähnelt der alltägliche Bewusstseinszustand dem tiefen Schlaf des Menschen. Hierzu eine Analogie: Wenn ein Mensch einen Albtraum hat, fühlt er sich diesem Albtraum so lange ausgeliefert, bis er aufwacht und weiß, dass er träumt. Ähnlich ist es mit dem alltäglichen Bewusstsein des Menschen, das man als »Bewusstseinsschlaf« bezeichnen kann.

Sobald der Mensch seinen Bewusstseinsschlaf erkennt, »aufwacht« und bewusst zu leben, sein Bewusstsein zu entwickeln und zu erweitern beginnt, kann er enormen Einfluss auf seine Gesundheit und Ereignisse nehmen und sogar anderen Menschen helfen. Für eine bestmögliche Gesundheit und glückliche Lebensereignisse ist es wichtig, in diesem besonderen, erweiterten, »erwachten« Bewusstseinszustand zu leben. In diesem Zustand des Bewusstseins ist der Mensch sich der Wechselwirkung zwischen sichtbarer und unsichtbarer Realität bewusst.

Mit der Kraft des Bewusstseins kann die Menschheit eine neue Form ihres Daseins erschaffen: frei von Tod, Alterung und Krankheiten.

Bewusstsein, Auferstehung und ewiges Leben

Der Gedanke, dass der schöpferische Mensch eine Einheit aus Körper, Seele, Geist und Bewusstsein darstellt, hat weitreichende Konsequenzen. Er beinhaltet, dass der Mensch nach seinem biologischen Tode nicht vollständig ist, da er dann ja keinen Körper mehr hat. In den östlichen Traditionen gibt es den Gedanken der Seelenwanderung (Reinkarnation), d. h., dass die Seele nach dem Tod darauf wartet, in einen neuen Körper eintreten zu können.

Diese sogenannte Reinkarnationslehre war bis zum Konzil von Konstantinopel auch im Gedankengut des Christentums zu finden. Im zweiten Konzil von Konstantinopel im Jahr 553 wurde jedoch mit einer Stimme Mehrheit unter Abwesenheit von Papst Vigilius die von dem Kirchenlehrer Origines postulierte Idee der Präexistenz der Seele, bis dahin Bestandteil der christlichen Lehre, verworfen. Es gibt jedoch auch heute noch im Neuen Testament Hinweise auf diese Lehre.[92] In der Bibel können wir zudem, bei entsprechender Auslegung, Hinweise auf Auferstehung und sogar auf das ewige Leben finden. Oftmals beziehen wir diese auf ein Leben nach dem Tod. Doch wie wäre es, wenn die biblischen Geschichten von Menschen aus dem Alten Testament, die einige Hundert Jahre alt geworden sind, oder von Hennoch, der mit Gott »gewandelt« ist, keine Gleichnisse, sondern die Beschreibung einer historischen Realität darstellten?

Christus verkündete: »Denn sehet, das Reich Gottes ist inwendig in euch« (Lukas 17,21). Mit »Reich Gottes« meinte er aus Sicht der Russischen Informationsmedizin den höheren Zustand des Bewusstseins. Christus hatte nicht dafür plädiert, auf das Leben im Hier und Jetzt zu verzichten. Er plädierte für *dieses* Leben, nicht für das Leben nach dem Tod. Der Verzicht galt dem gewöhnlichen, alltäglichen Bewusstsein, denn das Leben im alltäglichen Bewusstsein ist aus Sicht der Russischen Informationsmedizin noch kein Leben »im Sinne des Schöpfers«. Christus rief die Menschen dazu auf, das eigene göttliche Wesen in sich zu verwirklichen. Nur dieser höhere Zustand des Bewusstseins erlaubt es dem Menschen, sein Leben in Liebe, Gesundheit, Harmonie, Freude und Glück zu gestalten und sogar Krankheit, Alterung und den Tod zu überwinden.

Aus Sicht der Russischen Informationsmedizin hat Christus durch seine Auferstehung zum ewigen Leben aufgerufen und durch sein Beispiel gezeigt, dass Auferstehung möglich ist. Die Russische Informationsmedizin lehrt, in die Kraft des höheren Bewusstseins zu kommen und das Leben in Einklang mit der gesamten Schöpfung zu gestalten, harmonisch und zum Wohle aller anderen Wesen.

Das Bewusstsein des Menschen »bewegt sich«
durch den unendlichen »Raum der Varianten« und
erschafft die Illusion von Zeit, Raum und einer in
sich schlüssigen Realität.

Die Wahrnehmung

Die Quantenphysik lehrt uns, dass *die* Welt aus absoluter Sicht gar nicht so ist, wie wir sie wahrnehmen. Alles, was es gibt, ist ein unendliches Feld von Schwingungen, eine Art »Schwingungs-Bouillon«. So gibt es beispielsweise aus dieser Sicht auch keine Farben und keine Töne, sondern nur Schwingungsfrequenzen, die durch unsere Seh- und Hörsysteme in Farben und Töne umgewandelt und wahrgenommen werden. Hierzu einige Zitate:

- *Die klassische Sichtweise, dass Objekte diejenige Farbe haben, die wir sehen, weil sie eine Eigenschaft festlegt, und dass Dinge existieren, unabhängig davon, ob wir sie beobachten oder nicht – solche Aussagen werden in der Quantenphysik zumindest sehr fraglich, wenn nicht in manchen Situationen sogar falsch.*[93]

- *Unser Bewusstsein beschränkt durch Filterfunktionen seine Wahrnehmung auf einen winzigen Ausschnitt des Multiversums. Indem es sich durch den Möglichkeitsraum »bewegt«, entsteht die Illusion von Zeit und Veränderung.*[94]
- *Sie [die Wahrnehmung] blendet den allergrößten Teil aller Möglichkeiten aus, sodass eine bestimmte Realität übrig bleibt. So entsteht aus dem Chaos der Möglichkeiten eine überschaubare und in sich schlüssige Welt.*[95]
- *Die Welt, die wir erleben, entsteht erst durch bewusste Wahrnehmung, die aus dem gigantischen Spektrum aller Möglichkeiten eine bestimmte, mehr oder weniger abgegrenzte Realität herausfiltert. Das grundlegende Kriterium ist dabei die Widerspruchsfreiheit der erlebten Realität.*[96]

Der Mensch nimmt seine Realität durch seine fünf Sinnesorgane und durch seine übersinnliche Wahrnehmung wahr (Intuition, Hellwissen, Hellsehen, Hellhören …). Das Bewusstsein des Menschen, sein Körper mit den fünf Sinnen und die Filtersysteme im Gehirn ermöglichen es, die physische Welt auf die ihm bekannte Weise wahrzunehmen. Diese sinnliche Wahrnehmung erfolgt nicht in den Sinnesorganen, sondern lediglich mit ihrer Hilfe im Gehirn, wo die Sinneseindrücke gefiltert und verarbeitet werden.

Hierzu ein Beispiel: Nicht die Augen des Menschen sind es, die Gegenstände wahrnehmen. Die Augen sind nur das

Organ, das Lichtschwingungen aufnimmt. Das eigentliche Sehen geschieht durch den visuellen Cortex im hinteren Teil des Gehirns – und dort ist es dunkel. Das Auge lässt die Lichtschwingungen herein, und das Gehirn erschafft daraus Bilder.

Russische Forscher haben nachgewiesen, dass man keine Augen benötigt, um zu sehen. Es gibt Videos von Kindern, die mit Augenbinde Schach spielen, Fahrrad fahren usw. Bemerkenswert sind in diesem Zusammenhang die Forschungen des russischen Wissenschaftlers *Wjatscheslaw Michailowitsch Bronnikov,* denen zufolge es nicht nur möglich sein soll, trotz schwarzer Augenbinde zu lesen, sondern sogar blinde Kinder mittels der Entwicklung von PSI-Fähigkeiten lesen können:[97] Patientenberichte sowie auch erste Übungen zur Erweckung dieser Fähigkeiten, z. B. die Arbeit mit Energiebällen[98], sind im Internet ausgeführt. Auch das Sehen von Farben mit geschlossenen Augen ist nach entsprechendem Training möglich. Hellsichtigkeit ist eine weitere Form von »Sehen ohne Augen«. Die »Schwingungen« werden in dem Fall direkt vom Gehirn empfangen, vermutlich unter Einbeziehung der Hypophyse (des sogenannten dritten Auges).

Die Russische Informationsmedizin sagt: Für die Wahrnehmung sind die Erscheinungen des Lebens statisch. Das bedeutet, dass wir sozusagen die Objekte und Gegenstände aus diesem Meer von Schwingungen »materialisieren« und sie als solid, fest und statisch wahrnehmen, z. B. einen Tisch, eine Lampe, einen Stuhl usw.

Die Erkenntnisse der Quantenphysik besagen, dass es keine stabile, »statische« Realität gibt. In Wirklichkeit schwingt alles, und alles befindet sich in ständiger Veränderung. Der Mensch nimmt aber ein stabiles, statisches Bild der äußeren Realität wahr. Die Vorstellungen (das Wissen) der Gesamtheit der Menschen über die Realität wirken »stabilisierend« und erschaffen die von den Menschen wahrgenommene Realität. Jeder Mensch lebt also in der Welt, die er »erschafft«. Die Welten aller einzelnen Menschen zusammen ergeben die Realität, in der wir als Menschheit leben.

- Durch unser Bewusstsein und unsere fünf Sinnesorgane »materialisieren« wir diese Welt und nehmen sie wahr.
- Die Erscheinungen des Lebens (Objekte und Gegenstände) sind für **die Wahrnehmung** statisch.
- Indem wir unser Bewusstsein verändern, entwickeln, verändern wir unsere Wahrnehmung und dadurch entsprechend unsere Realität.

Die Wahrnehmung des Menschen im Vergleich zu der anderer Lebewesen

Wir Menschen können im alltäglichen Bewusstsein nur einen sehr begrenzten Teil der Schwingungsrealität wahrnehmen. Wir leben nicht nur in einer anderen Welt als das Königreich der Tiere, wir nehmen auch völlig andere Frequenzbereiche wahr.

Wussten Sie, dass der Krebs zehnmal so viele Farben sieht wie der Mensch? Er ist in der Lage, ein breites Farbspektrum jenseits von Violett wahrzunehmen. Auf der anderen Seite ist die Farbe Rot für die meisten Insekten nicht sichtbar, da sie zu langwellig ist, sie erscheint ihnen je nach Helligkeit entweder als Schwarz oder als Weiß. Rote Rosen gibt es also für Bienen nicht, sie erscheinen ihnen schlichtweg schwarz. Eine rote Mohnblüte kann für die Biene allerdings auch weiß erscheinen, weil sie in der Lage ist, das Licht sehr effizient zu reflektieren.

Unser Hörbereich liegt zwischen 16 und 1800 Hertz. Wussten Sie, dass eine Fledermaus über ihre Nase und ihr Maul Laute im Frequenzbereich von 9000 bis 200.000 Hertz aussenden? Über die zurückgeworfenen Klangwellen kann die Fledermaus Größe, Form, Ort und Bewegungsrichtung eines Beutetieres genau erkennen. Ihr Orientierungssystem der Echoortung gibt ihr ein »Hörbild« von ihrer Umgebung.

Wenn Elefanten sich »unterhalten«, hören wir entweder gar nichts oder wir spüren vielleicht, wenn wir sensitiv sind, ein Pochen in der Luft. Elefanten erzeugen mit ihren Rüsseln am Boden Klänge in einem äußerst tiefen, für uns nicht wahrnehmbaren Infraschallbereich von weniger als 16 Hertz. Durch diese Klänge können sie vertraute und fremde Artgenossen unterscheiden und miteinander kommunizieren. Die Wahrnehmung erfolgt allerdings nicht über die Ohren, sondern über besondere Zellen in ihren Beinen und Rüsseln. Elefanten »fühlen« Klänge.

Hunde sind nicht nur in der Lage, sehr hohe Klangfrequenzen wahrzunehmen, die jenseits unserer Wahrnehmung liegen, sondern vermögen es auch, die Spur eines Menschen über den Geruch aufzunehmen, eine Fähigkeit, die außerhalb unserer menschlichen Möglichkeiten liegt. Hunde werden nicht nur eingesetzt, um Zielpersonen ausfindig zu machen oder Rauschgifte zu entdecken, sondern, so hat man neuerdings festgestellt, sie sind sogar in der Lage, im Urin Blasenkrebs zu riechen und bösartige Erkrankungen im Atem zu erkennen.[99] Allerdings sind sie – nach unseren Maßstäben – relativ kurzsichtig.

Jedes Lebewesen lebt also in seiner eigenen Welt. Im Folgenden möchten wir Ihnen noch einige Beispiele geben:

- Können Sie eine Maus aus 100 Meter Entfernung sehen? Wahrscheinlich nicht – ein Falke kann das.
- Können Sie in der Nacht klar sehen? Für einen Uhu ist das kein Problem.
- Taufliegen verfügen über zwei Nasen und können daher besser als andere Lebewesen erkennen, aus welcher Richtung ein Duft kommt.[100]
- Meeresschildkröten wie auch Vögel verfügen über eine Magnetorientierung, die ihnen hilft, sich im Raum zurechtzufinden[101], auch Kühe und Rotwild verfügen über so einen Magnetsinn[102].

- Grubenottern haben einen Infrarotsensor, und Zitteraale spüren das elektrische Feld, das alle Lebewesen umgibt, sie haben damit Sinneswahrnehmungen, die uns völlig fremd sind.
- In der Welt der Zecke genügt es völlig, nur Milchsäure riechen und feinste Temperaturunterschiede wahrnehmen zu können. Um einen »Wirt« zu finden, braucht sie nicht mehr. Schwitzen Mensch oder Tier, setzen sie Milchsäure frei, und die Zecke riecht das sofort. Eine minimale Erhöhung der Umgebungstemperatur signalisiert ihr, dass sie gleich »andocken« kann. »Wäre ich eine Zecke, dann könnte ich nur warm und kalt fühlen und Milchsäure riechen« (Jürgen Tautz, Professor für Biologie, Universität Würzburg).

Übersinnliche Wahrnehmung

Übersinnliche Wahrnehmung ist die Fähigkeit, Informationen aufzunehmen, die über die menschlichen Sinneseindrücke hinausgehen. Hierzu zählen beispielsweise Hellsehen, Hellfühlen, intuitives Wissen. Bei den Naturvölkern und in der Antike galt übersinnliche Wahrnehmung als Selbstverständlichkeit. Medizinmänner, Schamanen, Seherinnen und Seher wurden in früheren Kulturen speziell dafür ausgebildet.

- Geschichtlich überliefert ist die Wahrnehmung des Philosophen *Apollonius von Tyana* (40 – um 120 n. Chr.), der

in Ephesus weilend, die gleichzeitig in Rom stattfindende Ermordung des Kaisers Domitian ausführlich beschreibt.
- Der schwedische Staatsmann *Emanuel Swedenborg* (1688–1772) hatte 1756 in einer Vision in Göteborg einen zur selben Zeit in Stockholm stattfindenden Brand gesehen.
- Der heiliggesprochene italienische *Pater Pio* (1887–1968) soll bei der Beichte den Gläubigen die verheimlichten Sünden vorgehalten haben.

In Russland wurden im 20. Jahrhundert in massivem Umfang professionelle Forschungen im Bereich »außersinnliche Wahrnehmung (ASW)« betrieben. Besonderer Wert wurde dabei auf die praktische Verwertbarkeit dieser Fähigkeit gelegt. Die Herangehensweise war also eher pragmatisch-nüchtern. Die ASW-Forschung in Russland setzte weltweit Maßstäbe.[103]

Elmar Gruber (1931–2011), ein Forscher, der sich mit außersinnlicher Wahrnehmung und paranormalen Fähigkeiten (PSI) beschäftigte, schreibt, die Beeinflussung von lebenden Systemen, kurz Bio-Psychokinese genannt, fuße auf der klassischen russischen Tradition. Er berichtet von einer Spezialabteilung in Nowosibirsk, in der sechzig Forscher Telepathie und Fernbeeinflussung untersucht haben sollen. Erforscht wurden ebenfalls die Fähigkeiten der Fernbeeinflussung durch eingeflogene Mönche, Schamanen und Meister aus der Mongolei und aus Tibet sowie die paranormalen

Fähigkeiten des russischen Psychokinese-Mediums *Nina Kulagina* (1926–1990). Sie soll u. a. aus einer Entfernung von einem Meter das Schlagen eines isolierten Froschherzens gestoppt haben und die Vitalfunktionen von Mäusen unter ihrer Hand so weit verlangsamt haben, bis sie bewegungsunfähig wurden und wie tot wirkten. Sobald sie die Hand entfernte, hätten sie sich wieder normal bewegt.[104] Ein weiterer bekannter ASW-Forscher war der Russe *Walerij Georgijewitsch Petuchow*.[105]

Neben den zahlreichen ASW-Experimenten mit Menschen gab es auch eine interessante Versuchsreihe für Tiere: Der Zirkuskünstler *Wladimir Leonidowitsch Durow* (1863–1934) konnte Hunde so dressieren, dass sie seinem telepathischen Befehl folgten. Beispielsweise wurde einem Hund unter Anwesenheit von Versuchsleitern der telepathische Auftrag erteilt, einen ihm unbekannten, gut versteckten Gegenstand herzubringen. Durow schaute dem betreffenden Hund tief in die Augen und informierte ihn dabei über seine Gedanken. Das Erstaunliche daran ist nicht die Telepathie-Fähigkeit des Hundes – man geht zunehmend davon aus, dass Tiere über einen »sechsten Sinn« verfügen können –, sondern dass ein Mensch, in dem Fall Durow, in der Lage war, dem Tier telepathisch seine Gedanken zu übermitteln.

Wenn wir uns unterhalten, müssen wir Höchstleistungen vollbringen. Wir äußern etwa zwei bis drei Worte pro Sekunde, das sind etwa 15 Laute, die aus 10.000 möglichen Worten ausgewählt, in eine grammatikalisch richtige Form gebracht, artikuliert und ausgesprochen werden wollen. Dazu müssen wir Dutzende von Muskeln auf eine Millisekunde genau steuern. Auch das Zuhören ist anstrengend, weil jeder Laut identifiziert werden muss. Sprechen, Zuhören und Verstehen sind derart kompliziert, dass eigentlich keiner den anderen verstehen dürfte, denn niemand hat die Erfahrung und Eindrücke, Prägung und Bilder des anderen. Vielleicht erklärt dies viele »Missverständnisse« in unseren zwischenmenschlichen Beziehungen.

Die sinnliche Wahrnehmung in einem Gespräch orientiert sich z. B. an einer Welt der fünf Sinne und der Logik, die übersinnliche Wahrnehmung kommt hingegen ohne Worte aus. Und sie transportiert eine viel größere »Datenmenge« in einer viel kürzeren Zeit.

Jeder Mensch ist in der Lage, hellzusehen, hellzuhören, hellzufühlen und / oder intuitiv Wissen zu empfangen. Diese Fähigkeit ist in jedem von uns angelegt, stets vorhanden und oftmals wesentlich treffsicherer als die sinnliche. Warum steht die übersinnliche Wahrnehmung aber nicht jedem in gleichem Maße zur Verfügung? – Das ist so, weil viele Menschen nicht darum wissen, nicht daran glauben (wir glauben nur, was wir mit unseren fünf Sinnen wahrnehmen) und diese Fähigkeit dann also auch nicht trainieren. Weil unsere Sprache, unser logisches Denken und die verbale Kommunikation die übersinnliche Wahrnehmung »übertönen«. Wenn wir vor einer Entscheidung stehen, bekommen wir oft einen leisen Hinweis aus den »Tiefen unserer Seele«. Oftmals überhören wir diese leise Stimme und lassen uns vom logischen Verstand überzeugen, was wir später oft bereuen. Durch die russischen Heiltechniken entwickeln Sie Ihre übersinnliche Wahrnehmung und lernen, sie bewusst einzusetzen.

Wir sind so konditioniert, dass die externe Welt realer ist als unsere innere Welt. Dieses neue Wissenschaftsmodell besagt genau das Gegenteil: Was in uns ist, produziert die externen Ereignisse in unserer Welt.[106]

DR. JOE DISPENZA

Die innere und die äußere Welt des Menschen

Der Mensch lebt in zwei Welten. Seine innere Welt sind seine Gedanken, seine Gefühle, seine Überzeugungen, seine Vorstellungskraft und sein Bewusstsein. Seine äußere Realität ist das, was er mit seinen fünf Sinnesorganen wahrnimmt.

Die innere Realität des Menschen (sein Bewusstsein, seine Gedanken, Gefühle, Vorstellungen und Überzeugungen) bestimmt seine äußere Realität. Der Mensch zieht nur das in sein Leben, was seinem inneren Zustand entspricht; was in der inneren Welt des Menschen ist, projiziert und materialisiert er in seine physische / äußere Realität. Die äußere Welt bzw. Realität ist der inneren Realität des Menschen untergeordnet, befindet sich genauso wie die innere Realität des

Menschen in ständiger Veränderung und Entwicklung. Die Russische Informationsmedizin sagt nun, dass man die Welt als einen dualen Spiegel betrachten kann. Auf einer Seite des Spiegels befindet sich der metaphysische Raum der unendlichen Varianten (wo unser Bewusstsein, unsere Gedanken und Gefühle agieren und präsent sind), auf der anderen die äußere Welt, die physische Realität. Der Mensch »lebt« sinnbildlich auf der Oberfläche dieses Spiegels. Er verfügt sowohl über geistige Strukturen (Seele, Geist, Bewusstsein) als auch über den physischen Körper, der in der physischen Realität, dem Raum der manifestierten Informationen und Energien, dargestellt ist.

Die äußere Realität ist ein Spiegelbild der inneren Realität des Menschen, sie ist wie ein »treuer Freund«, der immer »Jawohl« zu dem sagt, was der Mensch denkt, fühlt und zutiefst glaubt. Der Mensch steht vor dem »Spiegel der Welt« und betrachtet sein Abbild, das seine physische Realität darstellt, und vergisst dabei, wie das Spiegelbild entstanden ist, und dass er dafür selbst verantwortlich ist.

Vielen Menschen ist dieser Zusammenhang nicht bewusst. Das liegt u. a. daran, dass die äußere Realität zeitverzögert auf das Bewusstsein des Menschen reagiert. Die Russen sagen, »die Materie zieht nach«. Dies ist vergleichbar mit einem bereits gemachten Foto, das noch in der Entwicklungslösung liegen muss, bis das Bild auf dem Papier in Erscheinung tritt.

Bewusstsein – Wahrnehmung – Realität

Das Bewusstsein des Menschen bestimmt seine Wahrnehmung der Welt und dadurch seine Realität. Jeder Mensch lebt in seiner eigenen, seinem Bewusstsein entsprechenden Welt. Indem der Mensch sein Bewusstsein entwickelt, verändert sich seine Wahrnehmung der Welt und somit seine Realität.

Die russischen Heiltechniken arbeiten mit der Kraft des Bewusstseins und lehren den Menschen, sein Leben bewusst zu steuern. Sie lehren ihn, bewusst zu denken und zu fühlen, zu visualisieren und zu wünschen, um die eigenen Träume zu verwirklichen und das Gewünschte harmonisch für alle Beteiligten zu manifestieren.

Sie haben die Möglichkeit, die Welt, in der Sie leben, Ihre Gesundheit, die Ereignisse und Umstände in Ihrem Leben harmonisch – für alle Menschen –, positiv zu verändern. Wenn Ihnen Ihre Realität nicht gefällt, können Sie sich mithilfe der Heiltechniken der Russischen Informationsmedizin, die Ihnen als praktisches Handwerkszeug dienen, eine andere, schönere, gesündere und glücklichere Realität manifestieren!

Verändertes Bewusstsein ⇨ veränderte Wahrnehmung ⇨ veränderte Realität

Durch das Denken bestimmt der Mensch seine Gesundheit und seine Lebensereignisse und wählt seinen Weg in diesem Leben. Die Gedanken des Menschen erschaffen seine Realität.

Das Denken

Als »Denken« bezeichnen wir alle Vorgänge, die sich aus einer inneren Beschäftigung mit Vorstellungen, Erinnerungen, Begriffen, Einfällen, Situationen, Personen etc. ergeben. Die Russische Informationsmedizin geht davon aus, dass unsere Gedanken nicht im Gehirn entstehen, sondern mithilfe des Gehirns aus dem morphologischen Feld / Quantenfeld empfangen werden. Das Gehirn funktioniert hier also lediglich wie eine Antenne, die die Informationen, dem Wahrnehmungsfilter und der Schwingungsfrequenz des Menschen entsprechend, aus dem Quantenfeld auswählt.

- Die Gedanken des Menschen kreieren seine Realität.
- Das Bewusstsein des Menschen folgt stets seinem Denken.
- Durch **das Denken** bestimmt der Mensch seine Gesundheit und die Ereignisse in seinem Leben und wählt seinen Weg.
- Wenn der Mensch sein Denken verändert, erschafft er eine neue Realität.

Für viele von uns ist es schwer, negative, zerstörerisch wirkende Gedanken abzustellen. Das Dilemma des Menschen besteht darin, dass er sich meist auf das konzentriert, was er nicht hat, was er fürchtet oder was er nicht machen kann. Egal ob der Mensch denkt, dass er etwas kann oder dass er etwas nicht kann – in beiden Fällen hat er recht. In letzterem allerdings ziehen seine negativen Gedanken und Gefühle gerade das Befürchtete an und besiegeln sein Schicksal.

Der Mensch ist so etwas wie ein »lebender Magnet«, der genau die Menschen, Situationen und Ereignisse in sein Leben hineinzieht, die in Resonanz mit seinen vorherrschenden Gedanken stehen. *Gleiches zieht Gleiches an.* Woran der Mensch denkt, das zieht er in sein Leben hinein. Der Mensch wird zu dem, woran er am meisten denkt. Die Gedanken materialisieren sich.

Der Gedanke ist eine Energieform. Die Energie des Gedankens entspricht der mit ihr einhergehenden Emotion. Und je mehr Gefühl der Mensch in einen Gedanken hineinlegt, desto schneller materialisiert sich dieser Gedanke. Die vorherrschenden Gedanken erschaffen ein energetisches Feld um den Menschen herum, das seine Welt bestimmt. Darum ist es wichtig, sich seiner Gedanken bewusst zu sein und den eigenen Gedanken eine selbst gewählte Richtung zu geben. Hierfür bietet die Russische Informationsmedizin eine wunderbare Hilfe an. Verändert der Mensch sein Denken, erschafft er eine neue Realität:

> Neues Denken ⇨ neues Bewusstsein ⇨ neue Wahrnehmung ⇨ neue Realität!

Die Welt, die wir sehen,
ist die Welt, die wir sind.
Der Mensch sieht immer nur den Inhalt seines Bewusstseins.

DR. JOSEPH MURPHY

Grundlagen der Russischen Informationsmedizin

Alles ist Information

Die Russische Informationsmedizin arbeitet, wie der Name bereits sagt, mit Information. Die Information ist der »Bauplan« der Energie und Materie, die Grundlage des gesamten Universums. Alle Gegenstände, die den Menschen umgeben, alle Ereignisse, Lebenssituationen und auch der Mensch selbst sind *Objekte der Information*.

Der Mensch ist seiner Realität nicht ausgeliefert;
er hat die Möglichkeit, sie bewusst zu steuern und zu
verändern.

Die Realität ist steuerbar

Unterlag der Mensch im mechanistischen Weltbild dem Irrtum, die physische Welt sei seine »objektive« Realität, der er ausgeliefert ist, erkennt er heute mehr und mehr, dass die äußere Realität seine innere Realität widerspiegelt und seinen Gefühlen, Gedanken und tiefsten Überzeugungen untergeordnet ist.

Da die Information die Materie bestimmt, kann der Mensch mit der Kraft des Bewusstseins die Veränderung der Information und daraufhin der Materie bewirken und optimale Gesundheit und glückliche Lebensereignisse erschaffen.

Als aktiv wirkender Teilnehmer dieses schöpferischen Universums können Sie Ihre Realität bewusst steuern. Dafür bietet Ihnen die Russische Informationsmedizin das praktische Werkzeug. Die Russischen Heiltechniken basieren auf der Konzentration des Bewusstseins. Bewusstsein »informiert« das Quantenfeld und verändert dadurch die Materie. Das biblische »Am Anfang war das Wort« erinnert an diese Tatsache.

Der Mensch wirkt auf die materielle Realität auf zweierlei Weise ein:

- direktes Wirken auf die Objekte durch Handeln in der äußeren Realität;
- indirektes, geistiges bzw. mentales Einwirken, indem Sie z. B. russische Informationstechniken anwenden.

Beide Wege sind notwendig und unterstützen einander. Denken Sie an das Modell des dualen Spiegels. Der Mensch lebt »auf der Oberfläche dieses Spiegels«, auf beiden Ebenen – der metaphysischen wie der physischen –, darum müssen die Schritte auf beiden Ebenen unternommen werden, um das Gewünschte zu erreichen. Entscheidend ist jedoch sein geistiges Einwirken, seine Gedanken, Gefühle, Überzeugungen: Sie wirken auf der Ursachenebene und bestimmen, wie erfolgreich sein Unternehmen wird.

Indem der Mensch seinen Körper wiederherstellt, stellt er die ganze Welt wieder her, weil er mit der ganzen Weltschöpfung verbunden ist und die ganze Weltschöpfung sich in jedem Menschen widerspiegelt.

Wir können die Realität steuern:

- Alle Gegenstände, die uns umgeben, alle Ereignisse und wir selbst sind Objekte der Information.
- Jedes Informationsvolumen kann man durch ein Symbol bestimmen, zum Beispiel eine geometrische Form, eine Zahl, eine Farbe, ein Männchen usw.
- Wenn wir Symbole in unserem Bewusstsein erschaffen (durch die Vorstellungskraft), dann sind diese für unser Bewusstsein genauso real wie das, was wir mit unseren physischen Augen sehen, weil alles, was in unserem Bewusstsein ist, Realität für unser Bewusstsein ist.

- Die erschaffenen Symbole können wir im konzentrierten, erweiterten Bewusstseinszustand dem Ziel unserer Steuerung entsprechend auf gewünschte Weise verändern.
- Wir erschaffen ein Symbol in unserem Bewusstsein und bestimmen dadurch zum Beispiel ein Ereignis oder eine Krankheit. Indem wir dieses Symbol verändern, nehmen wir Einfluss auf unser Bewusstsein und dadurch auf unsere Wahrnehmung und die Realität.
- Die Wiederherstellung eines Organs auf der Ebene der Information führt zur Wiederherstellung dieses Organs auf der physischen Ebene.

Persönliche Ziele mit den Zielen der Menschheit synchronisieren

Bei den russischen Heiltechniken ist jede Steuerung zielgerichtet. Das Ziel der Steuerung besteht immer aus zwei Teilen:

- Der erste (globale) Teil des Ziels berücksichtigt die Ziele und Aufgaben des Schöpfers und der gesamten Menschheit.
- Der zweite Teil ist ihr persönliches Ziel, das mit dem globalen Ziel synchronisiert wird, z. B. »Regeneration meiner Leber« oder »Harmonisierung der Beziehung zu meinem Partner«.

Bei der Formulierung des ersten Teils Ihres Zieles entscheiden Sie sich für die Aussage, die Ihnen persönlich am nächsten ist, z. B.

» ... *für die Erlösung aller Menschen und die ewige, harmonische Entwicklung der Welt.*«

»... *für Ausbreitung der Energie der Liebe und des Wissens des Schöpfers.*«

»... *für geistiges Wachstum von allen Mikro- und Makrosystemen in Liebe, Harmonie, Freude, Glück, Schönheit, Wohlstand und in Einheit mit dem Schöpfer.*«

Die höchste Aufgabe des Menschen ist es, zum Wohle aller Wesen auf dem Planeten beizutragen.

Steuernde Hellsichtigkeit

In der Russischen Informationsmedizin nützen wir die »steuernde Hellsichtigkeit«. Hellsichtigkeit bedeutet den eigenen Organismus auf einen bestimmten Modus einzustellen, der den Zugang zum »kosmischen Internet«, dem allumfassenden Informationsfeld, in dem alle benötigen Informationen vorhanden sind, ermöglicht. Dieser Modus der Hellsichtigkeit erlaubt es auch, den Körper, die Organe und sogar jede einzelne Zelle ohne jegliche technische Geräte wahrzunehmen, zu »diagnostizieren« / bzw. zu beurteilen und daraufhin zu regenerieren und zu heilen. Alle wissenschaftlichen

Entdeckungen, glänzenden Gedanken, genialen Ideen kommen aus der »kosmischen Datenbank«, dem allumfassenden Quantenfeld.

Steuernde Hellsichtigkeit bedeutet, dass wir Symbole visualisieren, sie beurteilen / »diagnostizieren«, diese Symbole im erweiterten, konzentrierten Zustand des Bewusstseins dem Ziel der Steuerung entsprechend zur göttlichen Norm / Ordnung hin verändern und dadurch steuernd Einfluss ausüben.

Ein praktisches Beispiel: Im erweiterten, strukturierten Zustand des Bewusstseins visualisieren Sie ein Symbol, z. B. eine Sphäre (Kugel) und bestimmen Sie durch diese Sphäre Ihre Leber. Diese Sphäre repräsentiert Ihnen jetzt Ihre Leber. Nun »diagnostizieren« Sie diese Sphäre – sie »zeigt« Ihnen, wie es um Ihre Leber bestellt ist. Dunkle Farben und disharmonische Formen sind Hinweise dafür, dass sich in der Leber Belastungen und Abweichungen von der göttlichen Norm / Ordnung befinden. Indem Sie sich auf die Sphäre Ihrer Leber konzentrieren und im erweiterten Bewusstseinszustand dem Ziel Ihrer Steuerung entsprechend die Sphäre der Leber mit Ihren Werkzeugen (siehe Kapitel »Werkzeuge der Steuerung«, Seite 209) verändern, dunkle Farben auflösen, zum Leuchten bringen, verändern Sie die Information und damit die Energieverhältnisse und wirken so auf die Zellen Ihrer Leber ein.

> Wichtig ist es, nicht in negativen Bildern, die Sie »sehen«, zu verweilen, sondern diese zur »göttlichen Norm / Ordnung« hin zu verändern. Dies wird bei der russischen Informationsmedizin »steuernde Hellsichtigkeit« genannt.

Je intensiver Sie sich mit den russischen Heiltechniken beschäftigen, desto schneller wird sich steuernde Hellsichtigkeit bei Ihnen einstellen.

Das Symbol ist die Sprache der Seele.

Kraft und Einfluss von Symbolen

Das Wort »Symbol« bedeutet ursprünglich (griechisch *symbolaion*) »das Zusammengeballte [*sym* und *ballein*], das Komprimierte, der Vertrag, die Übereinkunft«. Die Entstehung und Entwicklung von Symbolen war ein bahnbrechender evolutionärer Schritt in der Menschheitsgeschichte: Schließlich war es eine enorme Leistung, als erstmals ein Mensch anstelle konkreter Dinge ein abstraktes Symbol zeichnete. Damals erkannte der Mensch, dass die Erscheinungen der Natur auf Wiederholungen von Formen beruhen, die Entsprechungen mit anderen sichtbaren Formen haben, und suchte, diese Erscheinungen durch Symbole zusammenzufassen. Das Symbol ist evolutionsbezogen bereits weitaus länger und tiefer in uns verankert als Worte und übt einen starken Einfluss auf unser Unterbewusstsein aus.

Seit Urzeiten ist den Weisen und Schamanen bekannt, dass es möglich ist, durch Symbole außergewöhnliche Kräfte und Energien in Gang zu setzen. Hierbei fungieren die Symbole als Vermittler zwischen den Welten bzw. Bewusstseinsebenen. Symbole vermitteln zwischen innen und außen, zwischen Körper und Geist.

- *Fred Poepping* (1889–1939) sprach von sogenannten Ursymbolen, zu denen das Viereck, das Dreieck und der Kreis gehören. Ursymbole besitzen hierbei eine Deutungstiefe, die bildlich gesprochen alle Bewusstseinsebenen von »ganz unten« bis »ganz oben« erreicht.
- Alle Religionen fassen ihre tiefsten Gedanken in Symbolen zusammen, zum Beispiel das christliche Kreuz und das buddhistische Rad (als Symbol der ewigen Wiederkehr). *Paul Tillich* (1886–1965) ging davon aus, dass jede »religiöse Sprache« im Wesentlichen symbolisch sei, weil die Religion sich ja meist auf etwas bezieht, was das Vordergründige übersteigt. Symbolischen Handlungen wird in allen Weltreligionen große Kraft und Bedeutung zugesprochen (z. B. Taufe, Abendmahl etc.).
- Für *Johann Wolfgang von Goethe* (1749–1832) war das Symbol »die aufschließende Kraft, die im Besonderen das Allgemeine (und im Allgemeinen das Besondere) darzustellen vermag.«[107]

- *Alan Newell* (1927–1992) und *Herbert Simon* (1916–2001) gingen davon aus, dass das menschliche Gehirn mit elementaren Symbolen angefüllt ist, die durch Nervenzellen identifiziert werden. Forschungen aus der Neurologie bestätigen, dass Symbole die Sprachgrundlage unseres Gehirns, die Basis unserer inneren Kommunikation, sind: Das Gehirn ist wie der Computer, unser Geist wie die Software. Das Gehirn verwendet eine Kodierung, die mit Symbolen arbeitet.[108]
- Nach *Dietrich Ritschl* (*1929) sind Symbole »Produkte bewusster, reifer Erkenntnisleistung durch Repräsentanzen in Form von Worten, Handlungen oder Gesten«.[109]
- *Joseph Campbell* (1904–1987) sieht in dem Symbol ein Hilfsmittel, um das Bewusstsein zu transformieren und zu erweitern.

Symbole umgeben uns überall – sei es als Firmenlogos oder als rotes Kreuz, Äskulapstab, Waage der Justitia, das allsehende Auge oder auch die Lebensmittelampel. Machen Sie sich an der Stelle bewusst, dass auch die Buchstaben, die Sie lesen, nichts anderes als Symbole sind. Wenn Sie das Wort B-A-U-M schreiben, dann stehen diese vier Buchstaben für einen Baum, der in Gedanken oder auch in der Natur existiert. Doch ist nicht auch der Same eines hundert Meter hohen Mammutbaums ein Symbol, das alle Informationen über den späteren Baum enthält?

Die Tausende von Klicks, die wir im Laufe eines Tages an einem Computer vornehmen, sind ebenfalls Symbole, z. B. Icons, Häkchen etc., die für den User, also für uns, Bedeutung und Konsequenzen haben. Wenn wir ein Auto steuern, dann sind wir nahezu in jedem Augenblick damit beschäftigt, auf Symbole wie Verkehrszeichen, Ampeln, Zebrastreifen zu reagieren. Und Zahlen sind ebenfalls Symbole, die auf äußere Vorgänge oder innere geistige Inhalte, z. B. auf die Dreieinigkeit, auf die vier Himmelsrichtungen etc., hinweisen. Die aus ihnen resultierende Mathematik ist ebenfalls nichts anderes als eine – äußerst komplexe – Symbolsprache. In der Russischen Informationsmedizin bezeichnet man die arabischen Zahlen als »Tore in eine andere Dimension«.[110]

> **Die Russische Informationsmedizin arbeitet mit folgenden Symbolen:**
> - geometrischen Formen (Sphäre, Kegel, Kubus, Zylinder etc.) sowie
> - Zahlen, Männchen, der Lebenslinie u.v.m.

In welch gewaltigem Ausmaß Symbole auf ein Gesamtsystem verändernd wirken, ist uns u. a. auch aus systemischen Aufstellungen und aus dem Schamanismus bekannt. Hierbei hat das Symbol stets die Kraft und Bedeutung, die wir ihm verleihen.

Erste Übungen zur Visualisierung und Veränderung von Symbolen

Um mit Symbolen nach der Russischen Informationsmedizin arbeiten zu können, ist es hilfreich, sich Objekte vorzustellen und diese dann mental zu verändern. Hierzu einige Übungen:

- *Farbimagination:* Kaufen Sie sich Plakatkarton in den Farben z. B. Weiß, Silber und Gold. Lassen Sie Ihre Augen z. B. auf dem silbernen Karton ruhen, sodass Sie das Silber deutlich wahrnehmen. Lassen Sie das Silber auf sich wirken. Schließen Sie nun die Augen und versuchen Sie, das Silber »innerlich zu sehen« bzw. es sich vorzustellen. Probieren Sie das auch mit den anderen beiden Farben aus.
- *Imagination eines Symbols:* Malen Sie drei Symbole: einen Kreis, ein Dreieck und ein Quadrat. Legen Sie sie vor sich hin: Schauen Sie sich eines dieser Symbole genau an. Dann schließen Sie die Augen und versuchen Sie, es mit geschlossenen Augen vor sich zu sehen. Öffnen Sie immer wieder die Augen. Verfahren Sie ebenso mit den anderen beiden Figuren.
Wenn es Ihnen gelingt, diese Figuren zu visualisieren, malen Sie perspektivisch drei dreidimensionale Figuren: Eine Kugel (Sphäre), einen Kegel und einen Kubus. Schauen Sie sich konzentriert die Kugel an, und visualisieren Sie diese, sodass Sie sie sich sowohl mit geschlossenen als auch mit

offenen Augen vorstellen können. Verfahren Sie ebenso mit dem Kegel und dem Kubus.

Nun lassen Sie Ihren Blick wieder auf einer der drei zweidimensionalen Figuren, dem Kreis, dem Dreieck oder dem Quadrat, ruhen. Verwandeln Sie diese Figur mental in eine dreidimensionale Form, also z. B. in eine Sphäre (Kugel). Nun verändern Sie diese Sphäre, indem Sie diese wachsen, kleiner werden oder um die eigene Achse rotieren lassen.

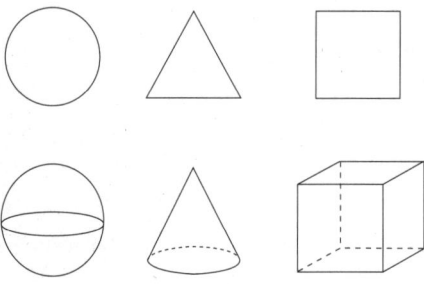

Kugel (Sphäre), Kegel und Kubus sind drei Symbole, die bei der Russischen Informationsmedizin häufig eingesetzt werden. Wir werden in diesem Buch insbesondere mit Sphären arbeiten.

Die vier Prinzipien der Steuerung mit der Kraft des Bewusstseins

Visualisieren Sie ein Symbol, z. B. eine Sphäre. Wenn Sie Schwierigkeiten haben, sich das Symbol bildlich vorzustellen, bestimmen Sie verbal oder gedanklich, dass sich dieses Symbol vor Ihnen befindet. Das Symbol ist jetzt Realität für Ihr Bewusstsein, und Sie können damit arbeiten.

Nun bestimmen Sie, dass dieses Symbol etwas darstellt, was Sie verändern möchten, z. B. Ihren allgemeinen Gesundheitszustand, ein beeinträchtigtes Organ / Körperteil, ein negatives Ereignis. Indem Sie ein Symbol bestimmen, bewirken Sie eine innere Verbindung zwischen dem Symbol und dem, wofür das Symbol steht, und Sie können mit dem Symbol arbeiten. Das erschaffene und bestimmte Symbol können Sie auch leicht verändern, z. B. indem Sie es mit dem Licht aus Ihrem Herzzentrum beleuchten. Genauso können Sie dieses Symbol mit der Kraft Ihres Bewusstseins kleiner werden lassen und schlussendlich ganz auflösen. Als Beispiel soll hier die Auflösung der Information einer Krankheit dienen:

1. *Ein Symbol erschaffen bedeutet, eine Realität erschaffen*: Im erweiterten, konzentrierten Zustand des Bewusstseins und dem Ziel der Steuerung entsprechend visualisiere ich eine Sphäre (Symbol).

2. *Ein Symbol zu bestimmen bedeutet, eine Realität zu bestimmen:* Ich bestimme durch dieses Symbol eine Krankheit, die mich belastet.
3. *Ein Symbol verändern bedeutet, die Realität verändern:* Da diese Sphäre für mich eine Krankheit darstellt, werde ich diese Sphäre als dunkel, disharmonisch verformt u. a. »sehen« / visualisieren. Im konzentrierten Zustand des Bewusstseins und dem Ziel meiner Steuerung entsprechend beleuchte ich diese Sphäre z. B. mit dem Licht aus dem Herzzentrum (eines meiner Werkzeuge, siehe Seite 211) und verändere die »Information der Krankheit« (die dunkle Farbe und die disharmonische Form) hin zur göttlichen Norm / Ordnung. Ich bringe die Sphäre zum Leuchten, was für mich bedeutet, dass die Sphäre jetzt das »Licht der Liebe und des Wissens« aufgenommen hat und die Information der Krankheit aufgelöst oder transformiert ist.
4. *Ein Symbol aufzulösen bedeutet, eine Realität aufzulösen*: Anstatt die dunkle Sphäre zu verändern, besteht die Möglichkeit, das Symbol der Krankheit aufzulösen. Hierfür lasse ich die Sphäre mit der Kraft meines Bewusstseins zu einem Punkt schrumpfen, beleuchte sie mit Licht aus meinem Herzzentrum und lasse sie dem Ziel der Steuerung entsprechend zu goldenem Sand (gleichbedeutend: »neutraler Information«) zerfallen. Bei Bedarf kann ich den Vorgang mehrere Male wiederholen. Damit ist für mein Bewusstsein die Krankheit aufgelöst.

Durchführung der mentalen Steuerungen

Voraussetzungen für geistige Steuerungen

Um mentale Konzentrationen erfolgreich durchzuführen, ist folgendes wichtig:

- Es muss ein (allgemeines und persönliches) Ziel vorhanden sein.
- Die Konzentration sollte im Zustand erweiterten Bewusstseins, bedingungsloser Liebe sowie in der Vorfreude auf den Erfolg durchgeführt werden.
- Wir arbeiten »weich«, d. h. ohne Druck; wir müssen uns nicht beeilen und lassen uns nicht ablenken.
- Wir denken kurz und konkret, schalten die unnötigen Gedanken ab, gehen aber nicht in Trance.

- Wir setzen steuernde Hellsichtigkeit ein oder bestimmte Symbole, beurteilen sie und verändern negative Bilder zum Positiven.
- Wir spüren die Veränderung im Körper (Wärme, Kälte, Vibration etc.); fühlen Liebe, Dankbarkeit und die Verbundenheit mit dem Ganzen und in der Seele / im Herzen und achten auf die Gefühle, visualisieren das positive Endergebnis.

In den Zustand des erweiterten, strukturierten, konzentrierten Bewusstseins kommen

Eine kleine Geschichte: Als es die Twin Towers in New York noch gab, spannte ein Seiltänzer namens *Philippe Petit* ein Drahtseil zwischen dem Dach dieser Türme und balancierte einige Hundert Meter über New York ohne Netz und Sicherung über dieses Seil.[111] Wenn man die Aufnahme von dem Ereignis ansieht, erkennt man, dass dieser Mann in einem sehr konzentrierten Zustand war. Auch die scheinbar verblüffenden Leistungen von Shaolin-Mönchen oder großen Kletterkünstlern beruhen auf Konzentration. Ein weiteres Beispiel von Konzentration lieferte *Miyoko Shida*, die in einer Fernsehshow aus herumliegenden Hölzern ein meterhohes Mobile erschuf.[112]

Alle Steuerungen werden im Zustand des erweiterten, strukturierten Bewusstseins durchgeführt, im Zustand der bedingungslosen Liebe und Freude des Daseins. In diesem Zustand tritt das logisch bewertende und das in der dreidimensionalen Welt gefangene »Ich« beiseite, und der Mensch beginnt als höheres geistiges Wesen bewusst, sein Leben zu gestalten.

Der Mensch ist es im Alltag nicht gewohnt, in diesem Zustand des erweiterten Bewusstseins zu arbeiten. Doch dieser Zustand ist *wichtig* für die Wirksamkeit der Steuerungen und trägt viel zur Entwicklung des Bewusstseins des Menschen bei. Wenn man steuert, ist es gerade für den Ungeübten zu Beginn nicht einfach, sich zu konzentrieren und den Gedankenstrom abzustellen. Es kann auch sein, dass der Anwender bei der Konzentration einschläft. Zwar wirken die Steuerungen auch im Schlaf weiter, aber es ist wesentlich besser, die Steuerungen im konzentrierten, wachen Zustand des Bewusstseins durchzuführen.

Die Konzentration des Bewusstseins

Die Konzentration des Bewusstseins ist das Hauptelement der Entwicklung des Bewusstseins und der Steuerung der Realität. Nach der Russischen Informationsmedizin führt die Konzentration des Bewusstseins zur geistigen Entwicklung des Menschen. Die Veränderung des Symbols gemäß dem Ziel der Steuerung im konzentrierten Zustand des Bewußtseins kodiert das Quantenfeld und verändert die Information und die Energie. Und die Energie ist es, die materialisiert. Wenn die Konzentration des Bewusstseins ein bestimmtes Ausmaß erreicht, beginnt die Materie, sich dem Bewusstsein des Menschen unterzuordnen, und der Mensch beginnt, die Struktur der Materie und der Realität zu bestimmen.

Mithilfe der Techniken der Russischen Informationsmedizin kann der Mensch durch die Kraft des Bewusstseins die eigene Gesundheit wiederherstellen, wunderbare Ereignisse in seinem Leben erschaffen, das Leben nach eigenem Szenario aufbauen, negative Ereignisse abmildern oder diesen vorbeugen und sogar »die Welt retten«. Im Vergleich mit einem Computer könnten wir sagen, dass die Konzentrationen nicht nur einen *Patch* bzw. *Debugger* (Reparatur) für Ihre »Körper-Software« darstellen, sondern dass sie stets das jeweils aktuelle »Update des Lebens« durchführen. Leben ist ständige Ausrichtung, Anpassung und Veränderung.

Führen Sie die in diesem Buch beschriebenen Konzentrationen konsequent durch! Dabei aktivieren Sie die göttliche Ordnung in Ihrem Körper und in den Ereignissen Ihres Lebens. Sie sind mit dem in Ihnen wohnenden Schöpfer und der ganzen Schöpfung untrennbar verbunden. Und diese Verbundenheit und Kommunikation wird durch die Konzentrationen aktiviert. Dies ist eine Ebene, die der logische Verstand nicht erreichen kann, da er nur innerhalb des Greifbaren agiert und ihm das Wesentliche verborgen bleibt.

Die Vorbereitung auf die Konzentration

Nehmen Sie eine bequeme Sitzhaltung ein, schließen Sie die Augen, wenn Sie das möchten. Bevor Sie mit einer Konzentration beginnen, atmen Sie alle Spannungen im Körper und im Gemüt aus.

Um in einen erweiterten, strukturierten Zustand des Bewusstseins zu kommen, ist eine verbale Einstimmung sehr hilfreich. Den nachfolgenden Text können Sie nach Ihrem Ermessen verändern und an Ihre persönlichen Wünsche anpassen. Sie können natürlich auch den in diesem Buch angeführten Text verwenden, wenn er für Sie passt. Ich verwende in diesem Buch den Text, der in verschiedenen Variationen häufig in Russland verwendet wird und den ich bei Valentina Batishcheva gelernt habe. Je geübter Sie im Praktizieren der Steuerungen werden, desto weniger werden Sie den Text brauchen, denn dieser Zustand des Bewusstseins wird mehr und mehr zu Ihrem natürlichen Zustand. Ziel ist es, in diesem steuernden und bewussten Zustand zu leben.

a. *Ich wirke wie der Schöpfer und erschaffe bewusst meine neue Realität*
b. *mithilfe der Seele, des Geistes, des Bewusstseins und der Liebe des allumfassenden Schöpfers,*
c. *entsprechend der Ewigkeit der Welt.*

d. *Göttliches Licht aller Objekte des Universums, hilf mir bei der Durchführung meiner Konzentration.*
e. *Ich stehe auf der Plattform des Wissens des Schöpfers* (silber-violettes Licht).
f. *Ich bin im Lichtstrom der Ewigkeit* (silberweißes Licht).
g. *Ich bin im Zentrum meines Koordinatensystems.*
h. *Ich bin im Zentrum der Seele des Schöpfers.*

»Ich wirke wie der Schöpfer und erschaffe bewusst meine neue Realität«

Hier eine kleine Geschichte aus dem Fernen Osten: Ein König fragte seinen Priester, wie es komme, dass die Gebete des Priesters erhört würden, die seinen aber nicht. Daraufhin sagte der Priester zur Palastwache, sie solle den König festnehmen. Die Palastwache rührte sich nicht von der Stelle. Erbost sagte nun der König der Wache, sie solle den Priester ins Gefängnis werfen. Daraufhin nahm die Palastwache unverzüglich den Priester gefangen. Der Priester lächelte und sagte zum König: »Ebenso wie mit der Palastwache ist es mit dem Gebet. Du musst in Kontakt mit der inneren Schöpferkraft sein (d. h. als Schöpfer beten), erst dann geschehen Wunder!«

Die Worte »Ich wirke wie der Schöpfer ...« meinen, dass Sie aus der Ebene des Schöpfers steuern. Die Russische Informationsmedizin sieht den Menschen nicht als Sklaven des Schöpfers, sondern als sein Kind, seinen Helfer und Mitschöpfer. Wir sind nach dem Antlitz des Schöpfers erschaffen und verfügen über seine göttlichen Kräfte. Diese Worte verbinden Sie mit dem Ihnen innewohnenden Schöpfer und der ganzen Schöpfung und legen damit die Ebene fest, aus der heraus Sie steuern. Sie machen sich bewusst, dass Sie als Schöpfer der eigenen Realität wirken, und richten sich auf Ihre schöpferische Kraft und den in Ihnen lebenden Schöpfer aus.

Für die Durchführung einer Steuerung ist es ganz entscheidend, dass Sie sich als Schöpfer der eigenen Realität definieren, dass Sie so fühlen und auch so agieren. Das drückt sich dadurch aus, dass Sie das Ziel Ihrer Steuerung, wie bereits erwähnt, zweiteilen: Der erste Teil betrifft die Ziele und Aufgaben der ganzen Menschheit und der gesamten Schöpfung. Der zweite Teil ist das persönliche Ziel, das Sie mit den Zielen und Aufgaben der Menschheit und der gesamten Schöpfung synchronisieren. Dies hilft Ihnen, das Ziel schnellstmöglich und harmonisch für sich und andere zu erreichen.

»Ich wirke wie der Schöpfer ...« bekräftigt Ihre feste Absicht, in die schöpferische Kraft zu kommen und die eigene Welt in Liebe, Freude, Harmonie und zum Wohle der gesamten Weltschöpfung zu gestalten. Der Schöpfer gibt dem Menschen den freien Willen. Es liegt am Menschen selbst, welchen Weg er einschlägt, ob er sein Leben zu Tragödie, Leid,

Krankheit oder zu einem sinnvollen, interessanten, schöpferischen Leben gestaltet. Voraussetzung für eine solche positive Gestaltung ist allerdings, dass er die Verantwortung für sein Leben übernimmt und sich als bewußter Schöpfer der eigenen Realität bestimmt.

> »... mit der Hilfe der Seele, des Geistes, des Bewusstseins
> und der Liebe des allumfassenden Schöpfers ...«

Der Mensch ist eine Einheit von Seele, Geist, Bewusstsein und Körper. Da der Mensch nach dem Antlitz des Schöpfers erschaffen ist, verfügt der Schöpfer nach Ansicht der Russischen Informationsmedizin ebenfalls über Seele, Geist und Bewusstsein.

Indem Sie sich bewusst machen, dass Sie mit der Hilfe der Liebe, der Seele, des Geistes, des Bewusstseins des allumfassenden Schöpfers wirken, verbinden Sie sich mit der Kraft, die die gesamte Weltschöpfung erschafft.

> »... entsprechend der Ewigkeit der Welt«

Die Russische Informationsmedizin geht davon aus, dass die göttliche Schöpfung ewig ist.

»Göttliches Licht aller Objekte des Universums, hilf mir bei meiner Durchführung dieser Konzentration.«

Die Russische Informationsmedizin geht davon aus, dass die gesamte Schöpfung aus dem Licht der göttlichen Liebe entstanden ist. Dies bedeutet, dass das Licht des Schöpfers allen Objekten des Universums zugrunde liegt.

Bitten Sie zu Beginn Ihrer Steuerung das göttliche Licht von allen Objekten des Universums um Hilfe, so werden Sie die Verbundenheit und die Unterstützung durch die gesamte Existenz spüren. Führen Sie Ihre Steuerungen in Verbundenheit mit der gesamten Schöpfung durch.

»Ich stehe auf der Plattform des Wissens des Schöpfers.«

Visualisieren Sie eine *silber-violett leuchtende Plattform* und auf dieser Plattform sich selbst oder Ihr eigenes Abbild. Visualisieren Sie, wie das Wissen des Schöpfers als silber-violettes Licht über Ihre Füße von unten nach oben durch Ihren ganzen Körper strömt und Sie mit diesem Wissen verbindet. Jede Zelle Ihres Körpers nimmt das silber-violette Licht und damit das Wissen des Schöpfers in sich auf. Das silber-violette Licht trägt in sich das göttliche Wissen und verbindet dieses mit dem allumfassenden Bewusstsein, dem Informationsfeld der kosmischen Datenbank. Das Symbol der Plattform drückt zudem aus, dass Sie in einem Schutzkreis stehen.

»Ich bin im Lichtstrom der Ewigkeit.«

Visualisieren Sie sich in einer Pyramide und, wie von oben *silberweißes Licht der Ewigkeit* durch Ihren Kopf und durch Ihren ganzen Körper strömt. Dieses Licht füllt jede Zelle Ihres Körpers mit Ewigkeit, Gesundheit und göttlicher Ordnung auf. Spüren Sie, wie Ihre Zellen und Organe dieses Licht aufnehmen und sich auf die vollkommene Gesundheit und Heilung ausrichten.

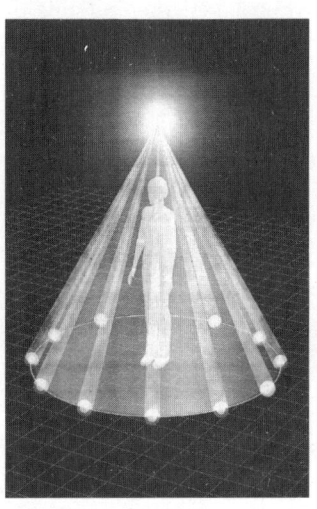

»Ich bin im Zentrum meines Koordinatensystems.«

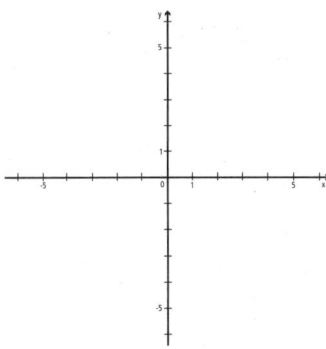

Steuerungen sind nur im Hier und Jetzt möglich. Das Hier und Jetzt ist der einzige Zeitpunkt und der einzige Ort, aus dem heraus Sie Einfluss auf die physische Realität, auf die Vergangenheit, Gegenwart und Zukunft nehmen können.

Um sich bewusst auf das *Hier und Jetzt* einzustimmen, stellen Sie sich ein gleichschenkliges Kreuz vor – Ihr Koordinatensystem. Die waagerechte Achse entspricht der Zeit, die senkrechte Achse entspricht dem Raum. Visualisieren Sie sich selbst im Schnittpunkt dieses Kreuzes. Durch den Satz »Ich bin im Zentrum meines Koordinatensystems« bestimmen Sie, dass Sie im Hier und Jetzt in Zeit und Raum auf die physische Realität Einfluss nehmen und diese dem Ziel der Steuerung entsprechend harmonisch für alle verändern. Das gleichschenklige Kreuz ist zugleich ein Symbol des ewigen Lebens.

»Ich bin im Zentrum der Seele des Schöpfers.«

Ihre Seele ist ein Teil der Seele des Schöpfers. Um das nachzuvollziehen, visualisieren Sie sich einen unendlichen Sternenhimmel als Symbol für die Seele des Schöpfers. Bestimmen Sie das für Sie schönste Sternchen, das Sie »anlächelt«, als Ihre Seele. Dieses Bild zeigt Ihnen, dass Sie bei Ihrer Konzentration vom Schöpfer geschützt, unterstützt und auf Ihrem Weg begleitet werden. Stellen Sie sich bildlich vor, dass Sie ein Stern sind, geborgen im Universum, sicher wie in der »Brusttasche des Schöpfers«.

Die Russische Informationsmedizin ist eine der humansten Lehren, weil sie stets das Wohl der gesamten Schöpfung mit einbezieht.

Das Ziel der Steuerung richtig formulieren

Es ist wichtig für den Menschen, seine *wahren Ziele* zu finden und sie auch richtig zu formulieren. Das wahre Ziel erkennt man daran, dass Seele und Verstand, wenn man an es denkt, eine Einheit bilden: Die Seele »jubelt, klatscht in die Hände«, und der Verstand ist sich sicher, dass er genau das will. Dieses Gefühl des Glücks ist ein sicherer Wegweiser, dass Sie sich auf dem Weg zum wahren Ziel befinden. Die nächste Aufgabe besteht dann darin, das Gewünschte in eine prägnante Gedankenform zu bringen, in der es bereits als erfüllt erklärt wird. Bei den russischen Heiltechniken bezeichnen wir dies als das »persönliche Ziel der Steuerung«.

Eigene Ziele richtig formulieren zu lernen ist äußerst wichtig: Ein richtig formuliertes Ziel ist schon der halbe Erfolg. Viele Menschen wünschen sich etwas sehr stark, aber sie können das Gewünschte nicht in klare Gedankenformen fassen und dabeibleiben; darum fällt es manchmal so schwer, das Gewünschte zu erreichen. Richtig formulierte persönliche Ziele können wie folgt sein:

- *»Regeneration, Wiederherstellung, Heilung meiner Leber«*
- *»Vollkommen gesundes Kniegelenk«*
- *»Harmonische, liebevolle Beziehung zu meinem Partner«*

Formulieren Sie immer in der Gegenwart, so, als sei das Gewünschte bereits eingetreten, ohne Verneinungen, ohne negative Worte (wie »Krankheit / Schmerzen« etc.), ohne Konjunktivformen wie »Ich möchte« / »Ich hätte gern«.

Dem Gewünschten entsprechen

Viele Menschen meinen, dass sie erst dann glücklich sein »dürfen«, wenn sie das Gewünschte bereits erreicht haben; erst wenn sie gesund sind, wenn sie endlich Geld oder eine glückliche Partnerschaft haben. So warten sie manchmal ihr Leben lang und entfernen sich immer weiter von dem Gewünschten. Sie leben damit im Gefühl des Mangels: Die Kluft zwischen dem, was Sie haben, und dem, was Sie haben möchten, wird immer größer.

Wenn wir in unserem tiefsten Inneren dem Gewünschten nicht »entsprechen«, nicht mit ihm in (Schwingungs-)*Resonanz* stehen, können wir das Gewünschte auch nicht erreichen. Solange das Gefühl des Mangels im Menschen überwiegt, können wir das Ersehnte nicht in unser Leben »hineinziehen«, wir vermögen es nicht zu materialisieren. Außerdem sollten wir nicht vergessen, dass das Glück nicht erst dann entsteht, wenn das Ziel erreicht ist, sondern bereits wenn wir uns auf den Weg zum wahren Ziel gemacht haben, denn: »Der Weg ist das Ziel.«

Die Russische Informationsmedizin lehrt, dass wir das Gewünschte auf dem schnellsten Wege erreichen, wenn wir ihm von innen heraus entsprechen, mit ihm in Resonanz gehen. Es ist wichtig, dass wir in das Gefühl kommen, »es (erreicht) zu haben«; dass wir Liebe, Freude und Dankbarkeit dafür empfinden, dass das Gewünschte schon erreicht ist.

Ein Mensch mit weit entwickeltem Bewusstsein fühlt sich nicht einsam und verloren in diesem Universum. Er fühlt sich in Liebe und Harmonie mit dem Ganzen verbunden, geschützt und unterstützt; das macht ihn fröhlich und glücklich, harmonisch und liebevoll. Er weiß, dass seine Welt für ihn sorgt, hat volles Vertrauen in sein Leben und erwartet nur »die schönsten Geschenke« von seiner Welt. Die Erwartungen des Menschen, seine tiefsten Überzeugungen und Gefühle gehen immer in Erfüllung und manifestieren sich schnell. »Dir geschehe nach deinem Glauben.«

Wer tief davon überzeugt ist, dass die Welt, in der er lebt, »hart und ungerecht« ist, dem wird seine Welt diese Seite spiegeln und unzählige Bestätigungen für diesen Glauben liefern. Wer dagegen glaubt, dass er ein »Glückspilz« / ein Glückskind ist und das Leben selbst ein herrliches Geschenk voller Wunder, dem wird sich das ständig bestätigen, und das Leben wird ihn mit den schönsten »Geschenken« überschütten.

Warum gehen bei vielen Menschen die schlimmsten Befürchtungen in Erfüllung und manifestieren sich so schnell? Das ist so, weil Seele und Verstand sich, bei den schlimmsten Erwartungen sofort in »dieser Sache« einig sind – mit Gefühl, mit Gedanken und Worten, mit den schlimmsten Erwartungen ...

Möchten Sie gesund und glücklich sein? Hier ist der erste Schritt dazu: Hören Sie auf, sich auf Krankheit, schlimme Erwartungen, Ängste und Porbleme zu konzentrieren und die Krankheit damit »zu hegen und zu pflegen«. Fassen Sie den felsenfesten Entschluss, wieder gesund zu sein. Hören Sie auf zu urteilen, zu beschuldigen, von jemandem etwas zu erwarten und zu verlangen und sich zu beklagen. Verlagern Sie ihre Aufmerksamkeit auf Gesundheit, Glück, Freude, Wohlstand, das Schöne und das Gute und auf alles, was Sie in Ihrem Leben haben möchten. Fühlen Sie sich so, als hätten Sie das Gewünschte bereits bekommen. Werden Sie glücklich hier und jetzt, und warten Sie nicht. Leben Sie in dem Gefühl, dass das Gewünschte bereits eingetreten ist. Erzeugen Sie in sich das Gefühl des Bereits-Habens, der Liebe, der Freude und des Glücks; mit diesen neuen Schwingungsfrequenzen ziehen Sie nach dem Resonanzgesetz das Gewünschte in Ihr Leben. So beginnen Sie, dem Gewünschten zu entsprechen. Und das Leben wird Ihnen seine »Schokoladenseite« zeigen, weil Sie jetzt in Ihrem Inneren dem Ersehnten entsprechen. Glück zieht Glück an.

Persönliches Ziel und globales Ziel formulieren

Die Synchronisation des persönlichen Ziels mit dem globalen Ziel (siehe dazu das Kapitel »Persönliche Ziele mit den Zielen der Menschheit synchronisieren«, Seite 172) beschleunigt die Manifestation des persönlichen Ziels, sodass das Gewünschte harmonisch und zum Wohle aller Beteiligten in Erfüllung geht.

Formulieren Sie das globale Ziel so, wie es Ihnen gefühlsmäßig am besten entspricht, z. B.: *»Für die Erlösung aller Menschen und für die ewige, harmonische Entwicklung der Welt!«*

Das Ziel Ihrer Steuerung kann im Ganzen (globales und persönliches Ziel) wie folgt lauten:

- »Für die Erlösung aller Menschen und für die ewige, harmonische Entwicklung der Welt, Reinigung meines Körpers von Krankheiten, Schmerzen und von allen Abweichungen von der göttlichen Norm.«
- »Für die Erlösung aller Menschen und für die ewige, harmonische Entwicklung der Welt, Regeneration, Wiederherstellung, Heilung meiner Leber nach der göttlichen Norm.«
- »Für die Erlösung aller Menschen und für die ewige, harmonische Entwicklung der Welt, Harmonisierung der Beziehung zu meinem Partner.«
- »Für die Erlösung aller Menschen und für die ewige, harmonische Entwicklung der Welt, glückliche, harmonische, liebevolle Ereignisse in meinem Leben.«

Es versteht sich von selbst, dass wir die Ziele unserer Steuerungen stets so wählen, dass sie harmonisch für alle und zugunsten aller Beteiligten sind.

Spüren, fühlen, visualisieren

Während jeder Steuerung aktivieren Sie Ihr Spüren, Fühlen und Visualisieren. Dadurch werden Ihre übersinnlichen Fähigkeiten entwickelt und die Arbeit, die Sie auf der Informationsebene durchführen, für Sie bestätigt.

Spüren

Das Spüren bezieht sich auf die körperliche Ebene: Während der Konzentration achten Sie darauf, was Sie im Körper spüren. Das In-den-Körper-Hineinspüren gibt Ihnen ein gutes Feedback und ist deshalb mindestens genauso wichtig wie »inneres Sehen«.

Durch die gezielte Konzentration wird die Information im Quantenfeld, dem Bauplan der Materie, strukturiert und hin zur göttlichen Ordnung / Norm verändert. Die durch die Steuerung veränderte Information wird über das Spüren dann im Körper als Energie (altgriechisch *en,* innen, und *ergon,* Wirken) wahrgenommen, z. B. als Wärme, Kälte, Vibration, Pulsieren oder Auflösung von Schmerzen. Die Energie, die Sie im Körper bei der Steuerung spüren, ist das, was materialisiert. (Materie ist nichts anderes als »verlangsamte« Energie, die sichtbar geworden ist. Es findet ständig ein Übergang zwischen der energetischen und der materiellen Ebene statt.) Je länger Sie die Konzentration aufrechterhalten und je globaler das Ziel der Steuerung ist, umso deutlicher werden die Energien im Körper spürbar.

Manchmal werden Sie während der Steuerungen auch einen Schmerz spüren, der sich noch einmal meldet und stärker wird, bevor er sich ganz auflösen kann. In dem Fall antwortet Ihr Körper, z. B. ein Organ, auf Ihre Steuerung, vergleichbar der Erstverschlimmerung bei einem homöopathischen Mittel. Das ist aber nur von kurzer Dauer.

Fühlen

Das Fühlen geschieht in der Seele, in Ihrem Herzen. Nehmen Sie wahr, wie sich Ihre Gefühle während der Konzentration verändern. Gefühle von Liebe, Dankbarkeit, Geborgenheit, Freude, Erleichterung, des Einsseins mit der ganzen Schöpfung bringen Sie in Schwingungsresonanz mit dem Gewünschten und erlauben Ihnen, das zu bekommen, was Sie gern möchten.

Visualisieren

Während Ihrer Steuerungen visualisieren Sie das jeweilige Symbol, das Sie während Ihrer Konzentration einsetzen, und die Veränderungen des Symbols, die Sie mental durchführen. Am Ende der Steuerung visualisieren Sie zusätzlich das erwünschte Endergebnis, z. B. sich selbst in optimaler Gesundheit, jung, glücklich, ewig.

Die Steuerung fixieren

Nach der Konzentration fixieren Sie die Ergebnisse Ihrer Steuerung. Durch das Ritual des Fixierens übertragen Sie bewusst die Ergebnisse Ihrer Steuerung auf die materielle Ebene. Das tun Sie mit folgenden Worten:

a. »*Ich fixiere die Ergebnisse meiner Steuerung auf allen Ebenen der Realität jetzt und für immer.*
b. *Göttliche Ergebnisse nach der Norm / Ordnung des Schöpfers.*
c. *So will ich es, und so IST es.*
d. *Danke.*«

> »Ich fixiere die Ergebnisse meiner Steuerung auf
> allen Ebenen der Realität jetzt und für immer.«

Sie arbeiten auf der Informationsebene, um das gewünschte Ergebnis in der physischen Realität zu erleben. Um sich auf den Empfang des Gewünschten auf der physischen Ebene einzustimmen, nutzen Sie ein Ritual des Fixierens. Durch diese Fixierung machen Sie sich bewusst, dass Sie das Informations- bzw. Quantenfeld als Bauplan der Materie verändert bzw. kodiert haben und bereit sind, das Gewünschte in ihrem Leben zu empfangen.

> »Göttliche Ergebnisse nach der Norm / Ordnung
> des Schöpfers«

Sie überlassen den göttlichen Kräften in Ihnen, das Gewünschte auf dem harmonischsten Weg und zum Wohle von allen Beteiligten zu manifestieren.

»So will ich es, und so IST es.«

Der Begriff »Wille« (althochdeutsch *willio*) ist ein geistiger Akt, von dem ein Impuls zur Verwirklichung eines bestimmten Ziels ausgeht. Der Mensch kann die Materie und die Welt durch einen bestimmten Willensakt in einem hohen, erweiterten Zustand des Bewusstseins verändern. Damit sich ein Wunsch in der physischen Realität manifestieren kann, ist es erforderlich, dem gewünschten Zustand im Inneren bereits zu entsprechen. Das bedeutet, dass wir uns so fühlen und so handeln, als wenn das Ziel bereits erreicht wäre, dass wir in einem Gefühl der Erfüllung leben und nicht in einem Gefühl des Mangels. Dies bekräftigen Sie durch den Nachsatz: »… so ist es«.

Das Unterbewusstsein kann zwischen Fiktion und physischer Realität nicht unterscheiden. Indem Sie erklären, dass das Ziel der Steuerung bereits erreicht IST, programmieren Sie Ihr Unterbewusstsein auf Erfüllung, gehen in die Schwingungsresonanz mit dem Gewünschten und ziehen das Gewünschte ins Hier und Jetzt.

Erinnern Sie sich an das Modell der Welt nach der Russischen Informationsmedizin: Der Mensch lebt auf der Oberfläche des »dualen Spiegels«. Und um ein Ziel zu verwirklichen, ist es nötig, auf beiden Seiten – sowohl auf der metaphysischen als auch auf der physischen – zu agieren und in der äußeren Realität konkrete Schritte zu unternehmen. Praktisch heißt das beispielsweise: Wenn Sie sich Pilze wünschen, dann reicht es nicht, diese Pilze nur zu visualisieren. Sie müssen sich in den Wald begeben, suchen und sammeln.

Die Materialisation des Erwünschten tritt mit Verzögerung ein, denn die Materie ist »zäh«. Das was wir heute erleben, ist die Vergangenheit unseres Bewusstseins, Folge unseres früheren Denkens, Fühlens, Glaubens und Handelns. Eine sehr schöne Analogie liefert ein ganz normaler Fotoapparat, wie er verwendet wurde, bevor die Digitalkameras auf den Markt kamen. Aus der Vielzahl des Möglichen wählten Sie genau das Bild aus, das Sie haben wollten, und drückten auf den Auslöser. Später kam der Film in das Entwicklungsbad und danach in die Fixierlösung. Es dauerte einige Zeit, bis Sie das Bild langsam auf dem Fotopapier sehen konnten. Das langsame Erscheinen des Bildes in dem Entwicklungsbad ist vergleichbar mit der verzögerten Manifestation des Gewünschten in der physischen Realität.

Es ist wichtig, in dieser Zeit der Verzögerung nicht zu zweifeln, nicht von Ihrer Entschlossenheit abzuweichen, felsenfest Ihre Absicht zu behalten, die gewünschte Vision zu leben und alles, was ab jetzt geschieht, alle Ereignisse, die in Ihrem Leben eintreten, als positive Zwischenergebnisse auf den Weg zum Gewünschten zu interpretieren. Leben Sie Hand in Hand mit Ihrem Ziel, und gehen Sie bewusst mit allen Herausforderungen des materiellen Lebens um! Stellen Sie sich z. B. vor, dass Sie in einem Flugzeug direkt zu Ihrem Ziel fliegen. Doch hinter dem Fenster ist es dunkel, und Sie können nichts sehen. Doch Sie sind trotzdem auf dem Weg zu Ihrem Ziel.

»Danke.«

Liebe und Dankbarkeit gehören zu den größten Kräften des Universums. Da es die Zeit auf der metaphysischen Ebene nicht gibt, gehen Sie davon aus, dass das Gewünschte schon erfüllt ist und dass Sie das Ergebnis Ihrer Steuerung bereits erhalten haben; denn der Dank bezieht sich ja auf das Erhaltene. Dankbarkeit zieht das Gewünschte wie ein Magnet in die Manifestation. Sie sollten Ihre Steuerungen in einem Zustand der bedingungslosen Liebe und der Dankbarkeit durchführen.

Verbale Einstimmung (alternativ)

»Ich stimme mich hier und jetzt, in diesem Augenblick und für meine unendliche Zukunft, auf ein vollkommenes, schöpferisches, interessantes, fröhliches, leichtes, gesundes und glückliches ewiges Leben ein!!!

Der Mensch, der erkannt hat, dass er die Verkörperung des Schöpfers auf der Erde ist, übertrifft mit seiner Kraft alle Krankheiten, alle Naturkräfte, jedes ›mächtige‹ Schicksal, alle Begrenzungen, gesundet vollständig, wird immer stärker und verjüngt sich nach Wunsch!

Ich nehme die Entscheidung an, dass ich ab hier und ab jetzt und für immer gesund, jung, glücklich und fröhlich bin! Ich nehme mich, wie ich bin, und alle Menschen, wie sie sind, an. Ich verzeihe allen Menschen, unabhängig davon, was sie getan haben! Ich liebe die ganze Welt, und die Welt liebt mich! Ich spüre klar und deutlich, wie der zarte Lichtstrom der göttlichen Liebe und der schöpferischen Kraft in mich hineinfließt, er erfüllt mich mit Licht, Liebe, Harmonie, Wissen, Glück und Freude! Ich strahle Licht, Liebe und Güte auf die ganze Weltschöpfung aus. Mit jedem Augenblick der Zeit entwickele ich mich und lerne etwas Neues, mein Bewusstsein strukturiert sich, weitet sich aus und wächst. Von Tag zu Tag bin ich ausgeglichener, ruhiger, weiser und bewusster!

Mein physischer Körper ist kräftig und gesund! Meine Zellen, Organe und Organsysteme regenerieren und verjüngen sich ständig hin zur göttlichen Norm und zum göttlichen Antlitz! Mit jeder meiner Taten, jedem meiner Worte und jedem meiner Gedanken richte ich mich nach der göttlichen Norm aus, regeneriere und verjünge mich, alle anderen Menschen und die ganze Welt!

Ich lebe in Harmonie mit der ganzen Welt und entwickele Harmonie in meinem Inneren!

Mein Bewusstsein ist immer offen für das Licht des wahren Wissens des Schöpfers! Meine Beine stehen fest und sicher auf der Erde, mein Weg ist leuchtend und klar. Ich gehe ihn leicht, frei und fröhlich gemeinsam mit anderen Menschen! Danke dir, himmlischer Vater, für den Weg und das Wissen, das du mir und jedem anderen Menschen schenkst! Lass die Energien des Universums in uns und um uns in voll-

kommener Harmonie, Liebe und im Gleichgewicht sein! So sei es!«

Die Konzentration durchführen (Zusammenfassung)
- Sich auf die Konzentration/ Steuerung vorbereiten
- Das Ziel der Steuerung richtig formulieren:
  Allgemeines Ziel – für die Erlösung aller Menschen und für die ewige, harmonische Entwicklung der Welt
  Persönliches Ziel – das persönliche Ziel mit dem Ziel des Schöpfers synchronisieren
- Konzentration (jeweilige Steuerung)
- Spüren, Fühlen, Visualisieren
- Die Steuerung fixieren

Werkzeuge der Steuerung

Die russischen Heiltechniken liefern uns zahlreiche Werkzeuge für die Steuerungen. In diesem Kapitel wollen wir einige wertvolle Werkzeuge kennenlernen:

- Sphären: die Sphäre der Makrorettung
- Lichtstrahlen

Sphären (Kugeln)

Die Sphäre (griechisch *sfaira*, Hülle, Ball) ist eine Bezeichnung, die im Altertum für das Himmelsgewölbe verwendet wurde, das als Kugeloberfläche gedacht war.

Bei der Arbeit mit Sphären stellen Sie sich eine Kugel vor. Die Erinnerung an eine Christbaumkugel kann Ihnen helfen, sich auf diese Vorstellung einzustimmen.

Die Sphäre der Makrorettung

Eine ganz besonders wichtige Sphäre in den russischen Heiltechniken ist die Sphäre der Makrorettung (silberweiß). Diese Sphäre wurde uns von spirituellen Lehrern der Russischen Informationsmedizin gegeben.

Makro bedeutet hier »die ganze Welt«. Diese Sphäre der Makrorettung enthält die Vision der erlösten / geretteten Menschheit, des zurückgewonnenen Paradieses auf dieser Erde. Stellen Sie sich eine Welt vor, in der alle Menschen erlöst, jung, gesund und ewig sind, frei von allem Übel und bereits vollkommen.

Die Lichtfarbe der Sphäre ist Silberweiß. Das silberweiße Licht dieser Sphäre hat enorme Kraft; es kann alles Destruktive auflösen und alles Negative hin zur göttlichen Norm transformieren.

Anwendung:

- Bestimmen Sie eine Kugel als Sphäre der Makrorettung (Symbol) vor Ihrem inneren Auge oder Ihrer Brust. Lächeln Sie diese Sphäre an, und begrüßen Sie sie.
- Platzieren Sie die Sphäre der Makrorettung vor ihrer linken Schulter. Bei Ihren Steuerungen steht sie Ihnen hilfreich bei, und Sie können sie als wertvolles Werkzeug einsetzen.

Lichtstrahlen

Die Russische Informationsmedizin geht davon aus, dass der Schöpfer diese Welt aus dem Licht seiner Liebe erschaffen hat. Da wir in unseren Steuerungen aus der Ebene des Schöpfers arbeiten, arbeiten wir auch mit dem visualisierten Licht. Das Licht ist hierbei der Träger der Liebe und des Wissens des Schöpfers. Gerade das fehlt den kranken Zellen, beeinträchtigten Organen und negativen Ereignissen. Wir arbeiten mit folgenden Lichtstrahlen:

- Der *Lichtstrahl aus Ihrem Herzzentrum* besteht aus vier Lichtstrahlen – dem Licht Ihrer Liebe und Ihrer drei geistigen Strukturen, Geist, Seele, Bewusstsein. Hier stellen Sie sich vor, wie aus Ihrem Herzzentrum ein kegelartiges Licht leuchtet, das aus vier Lichtstrahlen besteht,

  - dem Lichtstrahl Ihrer Liebe,
  - dem Lichtstrahl Ihres Geistes,
  - dem Lichtstrahl Ihrer Seele und
  - dem Lichtstrahl Ihres Bewusstseins.

  Mit diesem Lichtstrahl beleuchten Sie das jeweilige Symbol. Dabei lösen sich dunkle Flecken als Abweichung von der göttlichen Ordnung (sprich alles Destruktive und Negative) auf.
- Der *Lichtstrahl der Liebe und des Wissens des Schöpfers* ist golden und kommt von oben rechts. Visualisieren Sie,

dass ein goldener Lichtstrahl der Liebe und des Wissens des Schöpfers von oben rechts auf das jeweilige Symbol leuchtet und es zur göttlichen Norm hin verändert.
- Der *Lichtstrahl aus der eigenen fernen Zukunft* ist weiß, in allen Farben glitzernd und kommt von oben links. Hier ist das Licht Ihres eigenen Wissens aus der fernen Zukunft gemeint. Da die Zeit nur auf der materiellen Ebene existiert, können Sie dieses Licht / Wissen mental im Hier und Jetzt in Ihrer Konzentration nutzen.

Die neun Basistechniken

Den nachfolgenden Steuerungen eins bis neun wohnt ein enormes Heilungspotenzial inne.

1. Konzentration: Sich von allen Abweichungen von der göttlichen Norm mit dem Neutralisierungspunkt reinigen

Erläuterung

Die Arbeit mit dem Neutralisierungspunkt hilft Ihnen, sich von negativen Gedanken, Gefühlen (Ängste, Trauer, Ärger, depressiven Verstimmungen etc.), Glaubenssätzen zu befreien und Ihre eigene Gesundheit positiv zu beeinflussen.

Im konzentrierten, erweiterten Zustand des Bewusstseins, nachdem Sie das Ziel Ihrer Steuerung formuliert haben, visualisieren Sie vor Ihrer Brust einen leuchtenden goldenen Stern als Symbol für einen Neutralisierungspunkt. Diesen Neutralisierungspunkt öffnen Sie dann zu einem goldenen Ring, der ein Tor in eine andere Dimension darstellt.

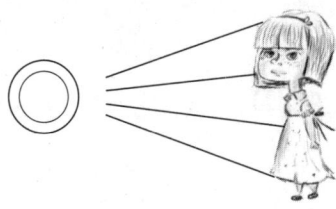

Verleihen Sie diesem goldenen Ring (dem Tor) eine Affinität für alles Destruktive und Negative, dessen Sie sich jetzt entledigen möchten. Wie ein Staubsauger zieht er alle destruktiven und negativen Informationen aus Ihnen heraus. Hinter dem goldenen Ring, in der anderen Dimension, wird alles Destruktive und Negative aufgelöst oder auf die göttliche Norm / Ordnung hin transformiert.

Visualisieren Sie Ihr Abbild, oder arbeiten Sie direkt an Ihrem eigenen Körper.

Bestimmen Sie, dass alle destruktiven und negativen Informationen, wie Krankheiten, Diagnosen, Schmerzen, negativen Gefühle (Ängste, Ärger, Frustrationen, Trauer etc.), negative Glaubenssätze – alles, was Sie belastet und von Gesundheit, Glück, Freude, Wohlstand und vom Schöpfer trennt – in Form von dunklen Stricken oder Seilen in den goldenen Ring / das Tor hineingezogen werden.

Stellen Sie sich hierbei ganz konkrete Fragen: »*Wo befindet sich die Belastung / Krankheit in meinem Körper?*« oder »*Wo befindet sich die Angst?*« Spüren Sie und finden Sie diesen »dunklen Fleck« (die negative Information) in Ihrem Körper / Abbild. Lassen Sie daraus einen Strick oder ein Seil entstehen, und betrachten Sie, wie dieser Strick oder dieses Seil in den goldenen Ring / das Tor hineingezogen wird. Visualisieren Sie Ihre (Licht-)Hände, die Ihnen beim Aus-Ihrem-Körper-Herausziehen helfen.

Während der gesamten Konzentration halten Sie das Ziel Ihrer Steuerung aufrecht. Visualisieren Sie, wie Ihr Abbild / Ihr Körper immer heller wird und immer mehr leuchtet. Gleichzeitig füllen Sie Ihr Abbild / Ihren Körper von Kopf bis Fuß ganz bewusst mit dem silberweißen Licht der Ewigkeit in der Pyramide auf.

Visualisieren und spüren Sie, wie das silberweiße Licht der Ewigkeit in jede Zelle Ihres Körpers hineinfließt, von den Zellen aufgenommen wird und wie jede Zelle, jedes Organ, der gesamte Körper sich auf die göttliche Norm / Ordnung ausrichtet und Regeneration, Wiederherstellung, Heilung geschieht.

Betrachten Sie jetzt Ihren leuchtenden Körper. Bestimmen Sie, dass alle Zellen Ihres Körpers das göttliche Licht der Ewigkeit in sich aufgenommen haben und Sie absolut frei von allem Übel sind.

Spüren Sie die veränderte Energie in Ihrem Körper als Hitze, Wärme, Kälte, Vibration etc.

Fühlen Sie die positive Veränderung in Ihrer Seele / in Ihrem Herzen: Freude und Glück, Dankbarkeit und bedingungslose Liebe, Verbundenheit mit der ganzen göttlichen Schöpfung.

Visualisieren Sie Ihr leuchtendes, ideales, göttliches Abbild: jung, glücklich, ewig und absolut gesund.

Nachdem der goldene Ring seine Funktion erfüllt hat, verschließt sich der Neutralisierungspunkt wieder zu einem leuchtenden Stern.

Abschließend fixieren Sie die Ergebnisse Ihrer Steuerung.

Die Konzentration durchführen

- Einstimmung: »*Ich wirke wie der Schöpfer ...*« (siehe Seite 187)
- Allgemeines und persönliches Ziel: »*Für die Erlösung aller Menschen, für die ewige, harmonische Entwicklung der Welt, Reinigung meines Körpers und meines Wesens auf allen Ebenen der Realität von allem, was mich belastet und von Gesundheit, Liebe, Glück, Freude und Wohlstand trennt.*
- Ein goldenes Sternchen (Symbol) etwa 50 bis 100 Zentimeter vor Ihrer Brust visualisieren, und es zum Neutralisierungspunkt bestimmen.
- Das Sternchen öffnet sich zu einem goldenen Ring – als Tor in eine andere Dimension.
- Dem goldenen Ring / Tor die »Staubsaugerfunktion« verleihen: Das Tor zieht alles Destruktive und Negative in Form von Stricken und Seilen vom eigenen Abbild / Körper in sich hinein.

- Wenn nötig, mit (Licht-)Händen nachhelfen.
- Betrachten, wie der Körper sich mehr und mehr aufhellt, sich aufrichtet und zu leuchten beginnt.
- Den ganzen Körper in der Pyramide mit dem silberweißen Licht der Ewigkeit auffüllen – von Kopf bis Fuß – und das Licht der Ewigkeit in jeder Zelle des Körpers spüren.
- Liebe, Dankbarkeit, Freude und die Verbundenheit mit der ganzen Schöpfung fühlen.
- Sich selbst im optimalen Zustand visualisieren: glücklich, jung, gesund, ewig.
- Wenn die Reinigung abgeschlossen ist, verschließt sich der Ring (das Tor) wieder zu einem goldenen Stern.
- Das Ergebnis fixieren: »*Ich fixiere die Ergebnisse ...*« (siehe Seite 202)

Varianten / praktische Anwendungsmöglichkeiten:

- *Bei Organbelastung:* Erschaffen Sie den Neutralisierungspunkt vor dem behandlungsbedürftigen Organ / Körperteil, z. B. vor Magen, Leber, Schilddrüse etc. Visualisieren Sie, wie alle Belastungen des Organs in Form von dunklen Stricken, Seilen etc. in den Neutralisierungspunkt (das Tor) hineingezogen werden. – Auch hier, wie bei allen weiteren Varianten, mit den »Lichthänden« nachhelfen.
- *Bei Schmerzen:* Stellen Sie einen Neutralisierungspunkt vor der schmerzenden Körperstelle auf, visualisieren Sie,

wie der Schmerz und alle Abweichungen von der göttlichen Norm in den Neutralisierungspunkt herausgezogen werden, und konzentrieren Sie das Licht der Ewigkeit in dem betreffenden Organ, bis es stark leuchtet. Hier sind die »Lichthände« besonders wichtig.

- *Bei Gelenkproblemen:* Visualisieren Sie einen Neutralisierungspunkt vor dem jeweiligen Gelenk. Visualisieren Sie, wie alle Abweichungen von der göttlichen Norm (Gelenkablagerungen, Alterserscheinungen etc.) als dunkle Stricke in den Neutralisierungspunkt hineingezogen werden. Imaginieren Sie, wie Ihre Gelenke mit dem silberweißen Licht der Ewigkeit aufgefüllt werden, und halten Sie diese Vorstellung immer wieder einige Tage aufrecht.
- *Bei emotionalen und / oder mentalen Belastungen* (wie Ängste, negative Glaubenssätze, Frustration, Ärger, Stress, Wut etc.): Stellen Sie den Neutralisierungspunkt vor der Brust oder der Körperstelle auf, die am meisten von der Emotion betroffen ist (z. B. vor Leber / Galle bei Wut). Imaginieren Sie, dass alle emotionalen Belastungen in den Neutralisierungspunkt hineingezogen werden wie in einen Staubsauger. Danach füllen Sie die Körperstelle und sich selbst mit dem Licht der Ewigkeit auf oder mit den Emotionen, die Sie gerade am dringendsten brauchen (z. B. Liebe, Freude, Glück, innerer Frieden etc.).
- *Bei Belastungen des Herzens* (zur Unterstützung des Herzens, aber auch, wenn Sie das Gefühl haben, nicht lieben zu können, nicht geliebt zu werden bzw. als Kind nicht

geliebt worden zu sein): Visualisieren Sie für diese Belastungen ein »Spinnensäckchen«, das sich um Ihr Herz gelegt hat. Finden Sie den Beginn des Spinnfadens (wie bei einem Wollknäuel), und geben Sie ihn in den Neutralisierungspunkt hinein. Beobachten Sie, wie der Faden in den Ring / das Tor hineingezogen wird, das Spinnensäckchen sich nach und nach auflöst, Ihr Herz befreit wird und zu leuchten beginnt. Fühlen Sie die Liebe, Dankbarkeit und Befreiung in Ihrem Herzen.

- *Globale Ebene:* Sie können diese Technik auch auf der globalen Ebene anwenden, indem Sie z. B. einen Neutralisierungspunkt vor einem Land visualisieren, das von einer Naturkatastrophe betroffen ist, oder vor mehreren Ländern, die sich bekriegen. Bestimmen Sie, dass alles Destruktive und Negative, das zu der Naturkatastrophe oder dem Krieg geführt hat, wie auch negative Emotionen (Aggressionen, Ängste, Frustrationen, Hass etc.) in Form von dunklen Seilen und Stricken in den Neutralisierungspunkt hineingezogen werden. Visualisieren Sie friedvolle, glückliche, gesunde Menschen.
- *Permanente Steuerung:* Falls Sie es für nötig halten, können Sie die Konzentration einige Tage lang fortsetzen, indem Sie sie in die permanente Steuerung stellen. In diesem Fall lassen Sie den Neutralisierungspunkt als Ring offen. Während dieser Zeit spüren, fühlen, visualisieren Sie die Fortdauer der Konzentration immer wieder.

Je länger Sie mit dem Neutralisierungspunkt arbeiten, desto mehr Anwendungsmöglichkeiten werden Ihnen für Ihr Leben einfallen.

2. Konzentration: Die Gedächtnismatrix reinigen – negative Erinnerungen auflösen

Erläuterung

Im Leben vieler Menschen gibt es Erinnerungen, die ihr Leben negativ beeinflussen und sie nicht glücklich leben lassen. Erinnerungen an »falsche« Entscheidungen, Verluste, Unfälle, den Tod von geliebten Menschen, gescheiterte Beziehungen, Fehler, die man sich oder anderen nicht verzeihen kann.

Auch unbewusste Erinnerungen können einen Menschen belasten. Manchmal ist jemand dauerhaft schlecht gelaunt, depressiv verstimmt oder hat Albträume und weiß nicht warum. Das mag ebenfalls an unbewussten, belastenden Erinnerungen aus diesem oder früheren Leben liegen.

Die Erinnerungen des Menschen beeinflussen sein Leben, seine Gegenwart und Zukunft. Es ist wichtig, die Einstellung zu vergangenen negativen Ereignissen zu verändern und jede Erfahrung des Lebens als sinnvoll und wertvoll zu bewerten. Denn: Nicht die tatsächlichen Ereignisse, sondern unser Umgang mit ihnen ist entscheidend für unsere Gesundheit und unser Glück. Wir selbst sind verantwortlich für unsere Erinnerungen. Wir können alle negativen Erinnerungen zu sinnvollen, wertvollen Erfahrungen erklären und so den Weg für positive Gefühle und Gedanken, für eine gesunde, glückliche, harmonische Zukunft frei machen. Die Russische Informationsmedizin bietet genau hierfür eine hervorragende Konzentration. Mit ihrer Hilfe können Sie sich nicht nur jederzeit für eine neue Zukunft, sondern auch für eine neue positive Vergangenheit entscheiden.

Mit dieser Technik lösen Sie die destruktiven und negativen (bewussten und unbewussten) Erinnerungen auf, die Sie belasten und von Glück, Freude, Gesundheit, Wohlstand trennen.

Hierbei werden nicht die tatsächlich gemachten Erfahrungen aufgelöst, sondern die seelischen Belastungen, bewertenden Urteile, emotionalen Ladungen, die mit den Erinnerungen zusammenhängen. Die positiven Erfahrungen, Erkenntnisse und Lernerfahrungen bleiben erhalten.

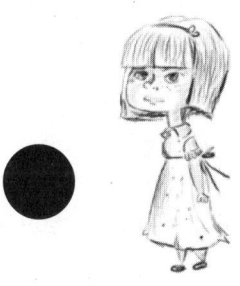

Bestimmen Sie vor Ihrer Brust eine Sphäre als Symbol für Ihre Gedächtnismatrix in einer Größe, mit der Sie bequem arbeiten können.

Bestimmen Sie, dass in dieser Sphäre all Ihre Erinnerungen gespeichert sind – bewusste und unbewusste, aus diesem und früheren Leben.

Farbe, Licht bzw. Dunkelheit / Helligkeit der Gedächtnismatrix zeigen Ihnen den allgemeinen Zustand Ihrer Erinnerungen und wie sehr diese Sie belasten. Ist die Sphäre dunkel und Sie fühlen sich unwohl, wenn Sie sie visualisieren, bedeutet das, dass Sie Ihre Gedächtnismatrix reinigen sollten, um sich von der Last der Vergangenheit zu befreien und Ihre Gegenwart und Zukunft glücklich und harmonisch gestalten zu können.

Verwenden Sie den nachfolgenden »Zaubersatz« als Ziel Ihrer Steuerung:

»Ich reinige meine Gedächtnismatrix / Vergangenheit bzw. radiere aus meiner Gedächtnismatrix / Vergangenheit alle destruktiven und negativen Erinnerungen aus, die mein Leben belasten, die mich von Liebe, Gott, Gesundheit, Glück, Freude und Wohlstand trennen! Glückliche, harmonische, gesunde Ereignisse in meiner Vergangenheit, Gegenwart und Zukunft! Alle Ereignisse in meinem Leben sind sinnvoll, und ich danke für die wertvolle Erfahrung.«

Beleuchten Sie die *Gedächtnismatrix* mit dem Licht aus Ihrem Herzzentrum – dem Licht Ihrer Liebe und dem Ihrer geistigen Strukturen (Seele, Geist und Bewusstsein). Sollte das Licht aus Ihrem Herzzentrum nicht ausreichen, um die Gedächtnismatrix zu reinigen, bitten Sie um die folgenden Lichtstrahlen:

- den goldenen *Lichtstrahl der Liebe und des Wissens des Schöpfers* (von oben rechts);
- den *Lichtstrahl aus Ihrer fernen Zukunft,* in der Sie bereits das nötige Wissen für die Lösung aller Probleme besitzen (weiß, in allen Farben glitzernd); nützen Sie das »Wissen aus Ihrer fernen Zukunft«, um die *Gedächtnismatrix* zu reinigen (von oben links).

Falls Sie eine konkrete Erinnerung belastet, bestimmen Sie einen dunklen Fleck auf der Gedächtnismatrix als Symbol für dieses Ereignis, und lösen Sie ihn mit den Lichtstrahlen aktiv auf. Verändern Sie mental das negative Bild Ihrer Erinnerung zum Positiven und visualisieren Sie das, was Sie sich wünschen. Verzeihen Sie allen Menschen, denen Sie bisher noch nicht verziehen haben, bzw. bitten Sie diese gedanklich um Verzeihung.

Visualisieren Sie, wie Ihre Gedächtnismatrix sich aufhellt, immer mehr leuchtet und sich in einen leuchtenden Kristall oder eine schneeweiße Lotosblume oder eine Blume des Lebens verwandelt.

Es ist hilfreich, wenn Sie während der Steuerung fühlen, wie eine Last von Ihnen abfällt und sich Gefühle der Liebe, Freude und Harmonie einstellen.

Verändern Sie mental alle negativen Bilder Ihrer Erinnerungen zum Positiven. Visualisieren Sie, wie Sie Frieden schließen mit den Menschen, mit denen Sie Konflikte hatten, wie Sie sie umarmen, wie Sie verzeihen bzw. um Verzeihung bitten. Sehen Sie sich in eine glückliche, harmonische, gesunde Zukunft hineinschreiten. Danken Sie für alle Erfahrungen, und seien Sie sich bewusst, dass Sie selbst die Verantwortung für Ihre Erinnerungen tragen.

Die Konzentration durchführen

- Einstimmung: »Ich wirke wie der Schöpfer ...« (siehe Seite 187)
- Allgemeines und persönliches Ziel: »Für die Erlösung aller Menschen, für die ewige, harmonische Entwicklung der Welt, Auflösung von allen negativen Erinnerungen, die mein Leben belasten und mich von Glück, Gesundheit und Wohlstand trennen. Wunderschöne, harmonische, glückliche Erinnerungen, die mein Leben aufbauen und meine Gesundheit fördern.«
- Eine Sphäre als Gedächtnismatrix vor der Brust bestimmen.
- »Diagnostizieren«: Farbe / Licht beurteilen.
- Zaubersatz: »Ich reinige meine Gedächtnismatrix / Vergangenheit bzw. radiere aus meiner Gedächtnismatrix / Vergangenheit alle destruktiven und negativen Erinnerungen aus, die mein Leben belasten, die mich von Liebe, Gott, Gesundheit, Glück, Freude und

Wohlstand trennen! Glückliche, harmonische, gesunde Ereignisse in meiner Vergangenheit, Gegenwart und Zukunft! Alle Ereignisse in meinem Leben sind wertvoll und sinnvoll, und ich danke für die wertvollen Erfahrungen.«

- Die Sphäre der Gedächtnismatrix mit dem Lichtstrahl aus dem Herzzentrum (dem Licht der Liebe, der Seele, des Geistes und des Bewusstseins) beleuchten.
- Um den goldenen Lichtstrahl der Liebe und des Wissens des Schöpfers (von oben rechts) und das weiß glitzernde Licht aus der eigenen fernen Zukunft (von oben links) bitten.
- Die Sphäre der Gedächtnismatrix visualisieren, wie sie sich aufhellt, sie evtl. in einen leuchtenden Bergkristall oder eine schneeweiße Lotosblume / Lebensblume verwandeln.
- Mental die negativen Bilder Ihrer Erinnerung zum Positiven verändern, gewünschte, glückliche Ereignisse visualisieren.
- Die Veränderung im Körper spüren (Wärme, Vibration, etc.) und in der Seele / im Herzen fühlen (Liebe, Dankbarkeit, Freude, Glück, Harmonie).
- Das Ergebnis fixieren: »*Ich fixiere die Ergebnisse ...*« (siehe Seite 202)

3. Konzentration: Die Liebe im Herzen öffnen (Technik »kleine Sonne«)

Erläuterung

Im Herzen eines jeden Menschen ist der Funken der göttlichen Liebe präsent. Man kann ihn als kleinen, leuchtenden Stern visualisieren. Mithilfe der nachfolgenden Technik können Sie

- in einen Zustand der bedingungslosen Liebe und der Einheit mit der ganzen Weltschöpfung kommen, was dem Zustand des erweiterten strukturierten Bewusstseins entspricht und die Wirksamkeit der Konzentration enorm unterstützt;
- zur Heilung des Herzens beitragen;
- alle Zellen und Organe des Körpers regenerieren und
- alle Menschen, die Erde, die Natur und die ganze Weltschöpfung auf der globalen Ebene unterstützen.

Erinnern Sie sich an das Modell des dualen Spiegels: Die von Ihnen ausgesandte Liebe wird millionenfach in der Weltschöpfung reflektiert und kommt multipliziert zu Ihnen zurück. Je größer die Quelle der göttlichen Liebe in Ihrem Herzen ist, je mehr Liebe Sie auf die ganze Welt ausstrahlen, umso mehr Liebe bekommen Sie aus der Weltschöpfung zurück. Diese Liebe regeneriert und heilt Ihr ganzes Wesen.

Diese Konzentration hilft Ihnen, bedingungslose Liebe in Ihrem eigenen Herzen zu sich selbst, zu allen anderen Menschen, zur ganzen Schöpfung zu empfinden und die Regeneration, Wiederherstellung, Heilung Ihres Herzens und Ihres Körpers auf die göttliche Norm zu bewirken. Diese Steuerung trägt dazu bei, Regeneration, Heilung und bedingungslose Liebe für alle Menschen, für die Erde und für die ganze Weltschöpfung zu verbreiten.«

Bestimmen Sie vor Ihrer Brust ein Symbol für Ihr Herz – das kann ein anatomisches Abbild, eine kleine Sphäre oder ein Kreis sein. Finden Sie darin den Funken der göttlichen Liebe in Form eines kleinen Sterns, der golden leuchtet.

Dem Ziel der Steuerung entsprechend, breiten Sie diesen Funken der göttlichen Liebe auf Ihr ganzes Herz aus. Betrachten Sie, wie die Zellen Ihres Herzens das Licht der göttlichen Liebe aufnehmen. Visualisieren Sie, wie Ihr Herz sich in eine kleine Sonne verwandelt. Spüren Sie dieses Licht in Ihrem Herzen. Werden Sie sich bewusst, dass Ihr Herz jetzt zur Quelle der göttlichen Liebe geworden ist. Fühlen Sie die bedingungslose Liebe in Ihrem Herzen. Bestimmen Sie Regeneration, Heilung, Wiederherstellung Ihres Herzens hin zur göttlichen Norm.

Jetzt senden Sie das Licht von Ihrem Herzen zu dem Organ aus, das Ihre Unterstützung am meisten braucht, z. B. zu Ihrer Leber. Visualisieren Sie, wie ein Lichtstrom von Ihrem Herzen in dieses Organ hineinfließt und das Organ mit dem Licht der Liebe des Schöpfers auffüllt. Spüren Sie, wie das

Licht von allen Zellen des Organs aufgenommen wird und wie das Organ sich auf die göttliche Norm ausrichtet. Bestimmen Sie für das Organ Regeneration, Wiederherstellung, Heilung.

Jetzt breiten Sie das Licht auf Ihren ganzen Körper / Ihr Abbild aus. Betrachten Sie, wie es leuchtet. Bestimmen Sie sich zur Quelle der göttlichen Liebe. Spüren Sie, wie alle Zellen, Organe und Ihr ganzer Körper sich auf die göttliche Norm ausrichten. Bestimmen Sie, dass alle Zellen Ihres Körpers sich im Licht der göttlichen Liebe vollständig regenerieren und genesen.

Breiten Sie dieses Licht zuerst auf den ganzen Raum aus indem Sie sich befinden, dann auf Ihre Stadt, auf Deutschland, Europa, die Erde und die ganze Weltschöpfung. Visualisieren Sie, wie die Erde und die ganze Weltschöpfung leuchten und sich nach der göttlichen Norm / Ordnung ausrichten und zur Quelle der göttlichen Liebe werden.

Bestimmen Sie Regeneration, Wiederherstellung, Heilung für alle Menschen, für alle Lebewesen, für die ganze Erde und für die ganze Weltschöpfung. Visualisieren Sie glückliche Menschen, eine gesunde Natur, eine leuchtende, heile Erde. Spüren Sie, wie das von Ihnen ausgesandte Licht der Liebe des Schöpfers milliardenfach von allen Objekten der Welt reflektiert wird, zu Ihnen zurückkehrt und Ihr gesamtes Wesen regeneriert und heilt. Fühlen Sie die Einheit mit der ganzen Weltschöpfung.

Die Konzentration durchführen

- Einstimmung: »*Ich wirke wie der Schöpfer ...*« (siehe Seite 187)
- Allgemeines und persönliches Ziel: »*Für die Erlösung aller Menschen, für die ewige, harmonische Entwicklung der Welt, bedingungslose Liebe in meinem Herzen zu mir selbst, zu allen Menschen und zur ganzen Weltschöpfung. Regeneration, Wiederherstellung, Heilung für mich, für alle Lebewesen und für die ganze Weltschöpfung.*«
- Circa 50cm vor der Brust ein Symbol für das eigene Herz bestimmen (als anatomisches Abbild, Kreis oder Sphäre).
- In dem Symbol den Funken der göttlichen Liebe als kleinen goldenen Stern visualisieren.
- Den Funken der göttlichen Liebe auf das ganze Herz ausbreiten und als leuchtende Sonne visualisieren. Das eigene Herz zur Quelle der göttlichen Liebe erklären.
- Spüren, wie das Licht der göttlichen Liebe das ganze Herz regeneriert und heilt.
- Die bedingungslose Liebe, Geborgenheit, Glück und die Einheit mit der ganzen Schöpfung im Herzen fühlen.
- Mit dem Licht der Liebe des Schöpfers aus dem Herzen das Organ, das im Körper am meisten Unterstützung braucht, auffüllen. Dieses Organ zur Quelle der göttlichen Liebe bestimmen, betrachten, wie es leuchtet. Regeneration und Heilung spüren.
- Das Licht der göttlichen Liebe auf den ganzen Körper ausbreiten. Das leuchtende Abbild, das jetzt zur Quelle der göttlichen Liebe geworden ist, betrachten. Die Veränderung im Körper spüren.

> - Vom Körper aus dieses Licht auf die ganze Stadt, auf Deutschland, Europa, die ganze Erde und anschließend auf die ganze Weltschöpfung ausbreiten.
> - Fühlen, spüren und visualisieren Sie, wie die von Ihnen ausgesandte Liebe zu Ihnen zurückkommt und Ihren Körper auf die göttlichen Norm / Ordnung ausrichtet und regeneriert. Die Einheit mit der gesamten Weltschöpfung wahrnehmen.
> - Sich selbst in optimal gesundem Zustand, glückliche Menschen, eine gesunde Natur, eine leuchtende, heile Erde visualisieren.
> - Ergebnis fixieren: »*Ich fixiere die Ergebnisse ...*« (siehe Seite 202)

4. Konzentration: Die Sphäre der Seele von »Aufklebern« befreien

Erläuterung

Wie wir bereits erfahren haben (siehe unter »Die Seele«, Seite 137), verfügt die Seele des Menschen über unbegrenztes Wissen, bedingungslose Liebe und ist ein Teil der Seele des Schöpfers. Durch seine Seele ist der Mensch mit der gesamten Weltschöpfung verbunden. Die Russische Informationsmedizin geht davon aus, dass der Schöpfer den Menschen immer nach seiner göttlichen Norm erschafft. Da aber an dem Erschaffungsprozess auch das Bewusstsein des Menschen (mit all seinen Abweichungen von der göttlichen

Norm) mitwirkt, manifestieren sich die Abweichungen seines Bewusstseins auch in seinem Körper.

Abweichungen im logischen Bewusstsein des Menschen (die sich z. B. in negativen Gedanken, Gefühlen, Glaubenssätzen, Krankheiten, Alterung etc. zeigen) belasten die Seele des Menschen. Sie schmälern das Licht der Seele und verhindern, dass es sich mit dem Licht der Seele des Schöpfers vereint. Darum ist es wichtig, das eigene Bewusstsein von allen Abweichungen von der göttlichen Norm zu befreien.

Sinnbildlich kann man sich diese Abweichungen als dunkle Aufkleber auf der Oberfläche der Seele vorstellen.

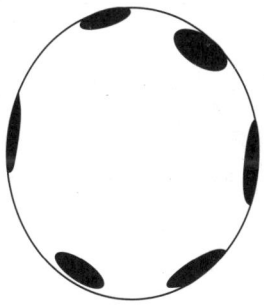

Die nachfolgende Technik ist dazu da, Ihre Seele und Ihren Körper als Darstellung der Seele auf der materiellen Ebene von allen Abweichungen von der göttlichen Norm zu befreien – von Krankheiten, belastenden Diagnosen, negativen Glaubenssätzen und Gefühlen, von allem, was Sie von Glück, Gesundheit, Liebe und Wohlstand trennt.

Visualisieren Sie etwa 50 bis 100 Zentimeter vor Ihrer Brust eine Sphäre als Symbol für Ihre Seele. Sie hat *hellblaues* bis *türkisfarbenes Licht*. Fühlen Sie die bedingungslose Liebe, die von der Sphäre Ihrer Seele ausgeht.

Bestimmen Sie, dass alle Abweichungen von der göttlichen Norm aus dem logischen Bewusstsein jetzt auf der Oberfläche dieser Sphäre als dunkle Aufkleber dargestellt werden. Ihre Seele zeigt Ihnen durch diese dunklen Aufkleber alles, was sie belastet und was Sie jetzt mit der Kraft Ihres Bewusstseins entfernen können.

Mit Ihren »Lichthänden« entfernen Sie alle dunklen Aufkleber als Symbole für Krankheiten, negative Gefühle und Glaubenssätze etc. von der Oberfläche Ihrer Seele, Sie ziehen sie einfach ab.

Legen Sie diese Aufkleber in eine Schale, die mit dem silberweißen Licht der Ewigkeit gefüllt ist. In diesem silberweißen Licht der Ewigkeit wird alles Destruktive und Negative aufgelöst oder transformiert auf die göttliche Norm.

Betrachten Sie, wie die Sphäre Ihrer Seele immer stärker leuchtet, das Licht des Schöpfers in sich aufnimmt und sich mit dem Licht der Seele des Schöpfers vereint.

Visualisieren Sie Ihr eigenes Abbild: jung, glücklich, gesund und ewig.

Spüren Sie die Energieveränderungen in Ihrem Körper (Wärme, Kälte, Vibration, etc.).

Fühlen Sie in Ihrem Herzen Befreiung, bedingungslose Liebe, Freude, Glück, Verbundenheit mit dem großen Ganzen.

»Meine Seele und mein Bewusstsein sind jetzt frei von allen Belastungen. Ich bin Liebe und Glück, Freude und Harmonie, Gesundheit und ewiges Leben.«

Falls Sie das Leuchten Ihrer Seele noch weiter verstärken wollen, beleuchten sie die Sphäre Ihrer Seele zusätzlich mit dem Lichtstrahl aus Ihrem Herzzentrum.

Abschließend fixieren Sie die Ergebnisse Ihrer Steuerung.

Die Konzentration durchführen

- Einstimmung: *»Ich wirke wie der Schöpfer ...«* (siehe Seite 187)
- Allgemeines und persönliches Ziel: *»Für die Erlösung aller Menschen, für die ewige, harmonische Entwicklung der Welt, Reinigung meiner Seele und meines Bewusstseins von allen Abweichungen von der göttlichen Norm: negativen Gedanken, Gefühlen, Glaubenssätzen, von Krankheiten, Schmerzen, von allem, was mich belastet und von Gesundheit, Liebe, Glück und Wohlstand trennt.«*
- Die Sphäre der Seele (hellblau bis türkis) vor der Brust vorstellen
- Die Seele bitten, alle Abweichungen von der göttlichen Norm in Form von dunklen Aufklebern zu zeigen, und die Sphäre der Seele »diagnostizieren«.
- Dem Ziel der Steuerung entsprechend die Aufkleber einen nach dem anderen mit den »Lichthänden« abziehen und in eine Schale legen, die mit dem silberweißen Licht der Ewigkeit gefüllt ist, wo sie hin zur göttlichen Norm aufgelöst werden.
- Das zunehmende Leuchten der Sphäre der Seele betrachten.

> - Spüren, fühlen, visualisieren.
> - Ergebnis fixieren: »*Ich fixiere die Ergebnisse ...*« (siehe Seite 202)

Variante:

Die Seele nach einem Aufkleber für ein bestimmtes Problem anfragen. Fragen Sie Ihre Seele: »*Wo ist der Aufkleber, der für das Problem ... zuständig ist? Wo ist der Aufkleber als Symbol für meine Angst?*« Etc. Visualisieren Sie gezielt den dunklen Aufkleber für das, was Sie besonders belastet, und ziehen Sie ihn mit Ihren »Lichthänden« ganz bewusst ab. Wenn nötig, mehrmals wiederholen, bis sich das Gefühl der Erleichterung, der Befreiung, des Glücks und der Dankbarkeit einstellt.

5. Konzentration: An der führenden Zelle eines Organs arbeiten

Erläuterung

Die führende Zelle eines Organs ist die Zelle, die allen anderen Zellen dieses Organs Orientierung gibt.[113] Sie trägt die Information des ganzen Organs in sich, dient als Vorbild für alle anderen Zellen und gibt ihnen die Richtung an. Die anderen Zellen des Organs lesen von ihr die Informationen ab. Zur Verbildlichung einige Analogien:

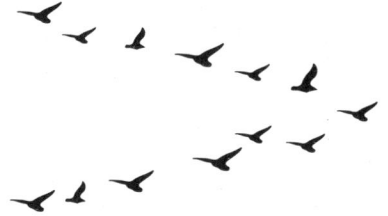

- Wenn Sie einen Vogelschwarm am Himmel beobachten, der vor Wintereinbruch nach Süden oder nach dem Winter nach Norden fliegt, sehen Sie an der Spitze einen Vogel, der die Richtung für den Schwarm angibt. Entsprechend ist es bei Fischschwärmen.
- Die Ameisenkönigin trägt in sich den Bauplan für den gesamten Ameisenhaufen. Entfernt man eine Ameisenkönigin von ihrem Ameisenvolk, wird trotzdem nach Plan weitergebaut. Wird die Königin jedoch getötet, so werden alle Arbeiten am Ameisenhaufen augenblicklich eingestellt. Keine Ameise weiß mehr, was sie zu tun hat.[114]

Wie der »erste Vogel« eines Vogelschwarmes muss die führende Zelle eines Organs absolut gesund sein und das für die bestmögliche Funktion dieses Organs notwendige Wissen (die Information) in sich tragen.

An der führenden Zelle des Organs können Sie den Zustand des gesamten Organs ablesen, und durch sie können Sie die Heilung des Organs und des ganzen Körpers bewirken.

Führende Zelle des Organs, die der göttlichen Norm nicht entspricht.	In atomare/ subatomare Teilchen zerlegte Zelle	Führende Zelle des Organs nach der göttlichen Norm

Visualisieren Sie die führende Zelle des Organs, an dem Sie arbeiten möchten, als Symbol auf Ihrer (imaginierten) Handfläche.

Prüfen Sie die führende Zelle, wie stark sie von der göttlichen Norm abweicht: Ist sie dunkel oder hell? Ist sie deformiert oder harmonisch gestaltet? Hat sie Flecken? Was empfinden und fühlen Sie, wenn Sie diese Zelle betrachten?

Lassen Sie diese Zelle nun auf der atomaren / subatomaren Ebene in Teilchen zerfallen, und visualisieren Sie, dass die-se wie eine Handvoll Steinchen auf Ihrer Handfläche liegen. Die leuchtenden Kristallsteinchen auf Ihrer Handfläche stehen für Informationen, die der göttlichen Norm entsprechen – unschöne, dunkle Kiessteinchen deuten auf destruktive, krank machende Informationen hin.

Nun fließt der Lichtstrom der Ewigkeit (silberweißes Licht) über Ihre Handfläche. Betrachten Sie, wie die Steinchen im Lichtstrom der Ewigkeit gewaschen und gereinigt werden. Halten Sie das Ziel der Steuerung aufrecht. »Sehen« Sie, wie alle destruktiven und negativen Informationen (dunklen Steinchen) ausgewaschen werden und die Bestandteile der Zelle sich in strahlende Bergkristalle / Diamanten verwandeln, was dem Zustand vollkommener Gesundheit entspricht.

Anschließend weisen Sie die führende Zelle an, ihre einzelnen Teilchen wieder der göttlichen Norm entsprechend zusammenzubauen. Visualisieren Sie die wunderschöne, leuchtende Zelle, die entsteht und vor Gesundheit strotzt. Sie schillert in wundervollen Farben: Sie ist gesund, jung und vollkommen.

Nun legen Sie diese gereinigte, transformierte führende Zelle in ihr Organ zurück. Visualisieren Sie diese Zelle als leuchtendes Sternchen in dem Organ.

Die mit neuen Informationen gefüllte führende Zelle gibt nun Ihr Licht und damit die Information der absoluten Gesundheit, der Ewigkeit, der göttlichen Norm / Ordnung an alle anderen Zellen des Organs weiter. Alle Zellen des Organs nehmen diese Information auf und beginnen ebenfalls zu leuchten und sich auf die göttliche Norm / Ordnung auszurichten.

Breiten Sie das Licht von dem Organ auf den ganzen Körper aus. Betrachten Sie, wie alle Zellen Ihres Körpers das Licht der Ewigkeit und der absoluten Gesundheit in sich aufnehmen.

Spüren Sie dieses Licht in jeder Zelle Ihres Körpers.

Fühlen Sie das Glück und die Freude, die mit dieser Veränderung verbunden sind.

Visualisieren Sie Ihr leuchtendes, gesundes, junges, ewiges Abbild.

Bestimmen Sie, dass die Information der absoluten göttlichen Norm auf die ganze Menschheit, auf alle anderen Lebewesen und auf die ganze Erde übertragen wird.

Abschließend fixieren Sie die Ergebnisse Ihrer Steuerung.

Die Konzentration durchführen

- Einstimmung: »*Ich wirke wie der Schöpfer …*« (siehe Seite 187)
- Allgemeines und persönliches Ziel: »*Für die Erlösung aller Menschen, für die ewige, harmonische Entwicklung der Welt, Reinigung und Wiederherstellung der führenden Zelle meines Organs, Regeneration und Heilung meines Organs und meines gesamten Körpers.*«
- Die führende Zelle des Organs, das beeinträchtigt ist, auf der Handfläche bestimmen und »diagnostizieren«.
- Die Zelle in atomare / subatomare Teilchen zerfallen lassen.
- Die leuchtenden Kristallsteinchen auf der Handfläche zeigen Informationen, die der göttlichen Norm entsprechen – unschöne, dunk-

le Kiessteinchen deuten auf destruktive, krank machende Informationen hin.
- Den Lichtstrom der Ewigkeit (silberweißes Licht) über der Handfläche bestimmen.
- Visualisieren, wie die dunklen Steinchen im Lichtstrom der Ewigkeit aufgelöst bzw. »gewaschen«, transformiert werden.
- Die führende Zelle anweisen, sich wieder nach der göttlichen Norm aufzubauen.
- Die gereinigte, transformierte führende Zelle in das Organ zurücklegen.
- Mit der neuen Information / dem Licht alle anderen Zellen des Organs auffüllen.
- Das Licht vom Organ aus auf den ganzen Körper ausbreiten und im Körper spüren.
- Glück und Freude fühlen.
- Ein leuchtendes, gesundes, junges, ewiges Abbild von sich selbst visualisieren.
- Bestimmen, dass die Information der absoluten göttlichen Norm auf die ganze Menschheit, auf alle anderen Lebewesen und auf die ganze Erde übertragen wird.
- Ergebnis fixieren: »*Ich fixiere die Ergebnisse …*« (siehe Seite 202)

Varianten:

- *Arbeit mit der führenden Zelle eines Körperteils,* z. B. eines Kniegelenkes: Durchführung wie oben.
- *Arbeit mit der Hauptzelle des Körpers* als Symbol für den Gesundheitszustand des gesamten Körpers.
- *Arbeit mit der Zelle, bei der die Krankheit begonnen hat:* Auch wenn eine Krankheit schon länger besteht und die Zelle, von der aus die Krankheit begonnen hat, nicht mehr existiert, ist ihre abweichende Information immer noch präsent. Wenn Sie diese abweichende Information hin zur göttlichen Norm transformieren, hat dies eine Auswirkung auf alle Zellen des Organs und des ganzen Organismus.

6. Konzentration: Der Bildschirm des Schöpfers für Regeneration und Heilung

Erläuterung

Der Bildschirm des Schöpfers (auch »Biocomputer« bzw. »Quantencomputer« genannt) ist eine multidimensionale Struktur aus dem silberweißen Licht der Ewigkeit, den man im Bewusstsein erschaffen kann, um Organe zu »diagnostizieren« und zu regenerieren.

Sein silberweißes Licht der Ewigkeit besitzt die Fähigkeit, alles Destruktive und Negative sowohl aufzuzeigen als auch aufzulösen bzw. zu transformieren und so die Heilung auf der physischen Ebene zu bewirken. Darum eignet sich der Bildschirm des Schöpfers sowohl zur »Diagnose« als auch zur Regeneration der Zellen und Organe.

Visualisieren Sie einen Bildschirm, der aus dem silberweißen Licht der Ewigkeit besteht. Bestimmen Sie ihn zum multidimensionalen Bildschirm des Schöpfers, der die Fähigkeit hat, alles Destruktive und Negative aufzulösen bzw. zu transformieren.

Ziel der Steuerung: Regeneration, Wiederherstellung, Heilung eines Organs und des gesamten Organismus nach der göttlichen Norm.

Visualisieren Sie das Abbild eines beeinträchtigten Organs auf diesem Bildschirm. Alles, was sich auf dem Abbild in dunklen Farben »zeigt«, stellt Abweichungen von der göttlichen Norm dar. Indem das silberweiße Licht der Ewigkeit durch dieses Abbild leuchtet, lösen sich diese dunklen Flecken auf. Die Zellen des Organs nehmen das Licht der Ewigkeit in sich auf, beginnen zu leuchten und richten sich nach der göttlichen Norm / Ordnung aus.

Konzentrieren Sie das Licht der Ewigkeit in dem Abbild des Organs, und spüren Sie gleichzeitig, was in Ihrem physischen Organ geschieht (z. B. Wärme, Hitze, Vibration, veränderte Schmerzverhältnisse). Visualisieren Sie sich selbst in gewünschtem Zustand: jung, gesund, glücklich, ewig.

Fühlen Sie Liebe und Dankbarkeit für die in Gang gesetzte Heilung.

Die Konzentration durchführen

- Einstimmung: »*Ich wirke wie der Schöpfer ...*« (siehe Seite 187)
- Allgemeines und persönliches Ziel: »*Für die Erlösung aller Menschen, für die ewige, harmonische Entwicklung der Welt, Regeneration, Heilung meines Organs auf die göttlichen Norm.*«
- Den Bildschirm des Schöpfers aus dem silberweißen Licht der Ewigkeit erschaffen. Er hat die Fähigkeit, alles Destruktive und Negative aufzulösen oder hin zur göttlichen Norm zu transformieren.
- Das Abbild eines beeinträchtigten Organs auf dem Bildschirm visualisieren. Alles, was sich auf dem Abbild in dunklen Farben »zeigt«, stellt Abweichungen von der göttlichen Norm dar.
- Das silberweiße Licht der Ewigkeit, das durch dieses Abbild hindurch leuchtet, löst die dunklen Flecken (Abweichungen von der göttlichen Norm) auf. Die Zellen des Organs nehmen das Licht der Ewigkeit in sich auf, beginnen zu leuchten und richten sich nach der göttlichen Norm / Ordnung aus.
- Das Licht der Ewigkeit im Abbild des Organs konzentrieren, gleichzeitig im physischen Organ die Veränderung spüren.
- Sich selbst im gewünschtem Zustand visualisieren: glücklich, jung, gesund, ewig.
- Liebe und Dankbarkeit für die geschehene Heilung fühlen.
- Ergebnis fixieren: »*Ich fixiere die Ergebnisse ...*« (siehe Seite 202)

Es ist vorteilhaft, diese Konzentration über eine längere Zeit, z. B. 30 Minuten, aufrechtzuerhalten.

Sie können den »Bildschirm des Schöpfers« parallel zu einer anderen Gesundheitstechnik »laufen lassen«, um die eingetretene Veränderung, z. B. am Organ, zu kontrollieren.

7. Konzentration: Das eigene Bewusstsein auf eine neue Ebene anheben – Das Bewusstsein von negativen Gedanken und Glaubenssätzen, von allen Abweichungen von der göttlichen Norm befreien

Erläuterung

Raum

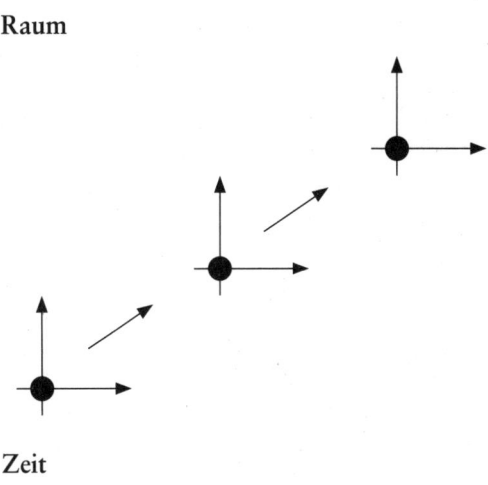

Zeit

Wie bei jeder Technik der Russischen Informationsmedizin geht es auch hier um die Entwicklung des Bewusstseins des Menschen. Nur im entwickelten, strukturierten Zustand des Bewusstseins ist es dem Menschen möglich, eine neue, glückliche, harmonische, gesunde Realität zu erschaffen. Für diejenigen, die auf der neuen, höher entwickelten Ebene des Bewusstseins leben, gibt es kaum Krankheiten oder negative Ereignisse.

Diese Technik arbeitet mit dem Symbol des Koordinatensystems (Zeit und Raum; siehe unter »Verbale Einstimmung«, Seite 205), das hier für die Entwicklungsebene Ihres Bewusstseins steht. Indem Sie neue Koordinatensysteme erschaffen und bewusst von dem alten zu dem neuen Koordinatensystem wechseln und alles, was Sie belastet, im alten Koordinatensystem zurücklassen, reinigen Sie Ihr Bewusstsein von allem, was Sie belastet. So nehmen Sie Einfluss auf Ihr Bewusstsein, das Ihre Welt erschafft, auf Ihre Gesundheit und die Ereignisse in Ihrem Leben.

Diese Technik erlaubt es, Ihr Bewußtsein auf eine neue Entwicklungsebene anzuheben, um Regeneration und Heilung Ihres Körpers zu erzielen, sowie ein gesundes, glückliches, harmonisches Leben zu ermöglichen.

Im konzentrierten Zustand des Bewusstseins visualisieren Sie ein Koordinatensystem; die horizontale Achse symbolisiert die Zeit, die vertikale Achse den Raum. Bestimmen Sie dieses Symbol für den jetzigen Zustand Ihres Bewusstseins.

Bestimmen Sie, dass sich alles, was Sie belastet – Krankheiten, Diagnosen, negative Gefühle und Glaubenssätze –, alles, was Sie von Gott, Gesundheit, Wohlstand, Glück, Freude und Liebe trennt, das ganze »schwere Gepäck«, mit dem Sie durch Ihr Leben »reisen«, in Form von schwarzen Koffern, Aktentaschen, schweren Gepäckstücken zeigt.

Beurteilen / »diagnostizieren« Sie, wie groß Ihre Last ist, die Sie »durch Ihr Leben schleppen«.

Jetzt erschaffen Sie etwas höher (diagonal) ein neues, leuchtendes Koordinatensystem als Symbol für Ihr weiterentwickeltes Bewusstsein.

Sagen Sie den Zaubersatz: »*Ich lasse im alten Koordinatensystem alle meine negativen Gedanken, Gefühle und Glaubenssätze zurück, alle Krankheiten, Diagnosen und Schmerzen, alles, was mich belastet, alles, was mich von Liebe, Gott, Glück, Freude, Gesundheit und Wohlstand trennt.*«

Visualisieren Sie unter Ihren Füßen ein Trampolin. Stellen Sie sich vor, dass Sie von diesem Trampolin nach oben springen, durch die Luft fliegen und im Zentrum Ihres neuen, leuchtenden Koordinatensystems »landen«, das frei von allem Übel ist. Nachdem Sie das alte Koordinatensystem verlassen haben, fällt es (»wie ein Kartenhäuschen«) in sich zusammen – mit allem, was Sie zurückgelassen haben.

Im neuen Koordinatensystem angekommen, spüren und fühlen Sie die Veränderung. Stellen Sie sich die Frage: »*Gibt es noch etwas, was mich belastet?*« Falls ja, schauen Sie sich um. Sind noch ein paar Gepäckstücke übrig geblieben?

Falls ja, erschaffen Sie wieder ein neues Koordinatensystem, das noch höher, noch leuchtender und frei von allem Übel ist. Wiederholen Sie den Zaubersatz, und springen Sie erneut.

Sie können den Vorgang beliebig oft wiederholen. Wichtig ist, dass Sie sich dabei immer freier und wohler fühlen und die Anzahl von »Koffern« (die Last Ihres Lebens) immer kleiner wird. Jedes Mal, wenn das gelingt, haben Sie einen Schritt in der Entwicklung Ihres Bewusstseins vollzogen und Ihre Gesundheit und die Ereignisse in Ihrem Leben auf eine neue Ebene gebracht.

Die Konzentration durchführen

- Einstimmung: »*Ich wirke wie der Schöpfer ...*« (siehe Seite 187)
- Allgemeines und persönliches Ziel: »*Für die Erlösung aller Menschen, für die ewige, harmonische Entwicklung der Welt, Anhebung meines Bewusstseins auf eine neue Ebene, die mir ein gesundes, glückliches, harmonisches, fröhliches Leben erschafft!*«
- Ein *Koordinatensystem* visualisieren und für die jetzige Bewusstseinsebene bestimmen.
- Alle Belastungen (negativen Gefühle und Glaubenssätze; alles, was Sie von Gott, Gesundheit, Wohlstand, Glück, Freude und Liebe trennt) in Form von schwarzen Aktenkoffern, schwerem Gepäck bestimmen.
- Das Gepäck »diagnostizieren«.

- Etwas höher (diagonal) ein neues, leuchtendes Koordinatensystem erschaffen.
- Zaubersatz: »*Ich lasse alles auf dem alten Koordinatensystem zurück, was mich belastet, alles, was mich von Liebe, Gott, Glück, Freude, Gesundheit und Wohlstand trennt.*«
- Unter Ihren Füßen ein Trampolin visualisieren, nach oben springen und im Zentrum eines neuen, leuchtenden Koordinatensystems landen; das alte Koordinatensystem und das zurückgelassene Gepäck werden aufgelöst nach der göttlichen Norm.
- Im neuen Koordinatensystem die Veränderung spüren und fühlen.
- »Diagnostizieren«, ob ein paar Gepäckstücke übrig geblieben sind – in dem Fall den Vorgang (mehrmals) wiederholen.
- Den gewünschten befreiten, erlösten Zustand im Körper spüren, in der Seele fühlen und sich selbst jung, glücklich, fröhlich und vollkommen gesund visualisieren.
- Die Steuerung fixieren: »*Ich fixiere die Ergebnisse …*« (siehe Seite 202)

Varianten:

- Falls es in Ihrem Leben *etwas Bestimmtes gibt, was Sie besonders belastet*, visualisieren Sie dafür einen großen schwarzen Koffer, beschriften Sie ihn, und wechseln Sie so lange mit dem Zauberspruch in ein anderes Koordinatensystem, bis dieser Koffer sich »aufgelöst« hat.

- Ein Koordinatensystem erschaffen, das Ihrem optimalen Zustand (vollkommene Gesundheit, glückliche Ereignisse) entspricht, und sich selbst immer wieder im Zentrum dieses Koordinatensystems visualisieren und bestimmen.
- Das Zentrum des eigenen Koordinatensystems im Punkt der ewigen Jugend bestimmen.
- Wann immer Sie sich *in einer Situation emotional oder mental belastet fühlen*, bestimmen Sie sich im Zentrum eines neuen Koordinatensystems der Freude, des Glücks, der Liebe und Dankbarkeit.

8. Konzentration: Mit Sphären arbeiten

Die nachfolgende Steuerung besteht aus drei Teilen:

1. Die eigenen Gedanken auf die Ebene der göttlichen Gedanken anheben – negative Gedanken abstellen;
2. das eigene Bewusstsein auf die Ebene des göttlichen Bewusstseins anheben und
3. sich selbst als schöpferischen Menschen erschaffen.

Diese drei Techniken können Sie jede für sich oder nacheinander in einer gemeinsamen Konzentration durchführen:

Die eigenen Gedanken auf die Ebene der göttlichen Gedanken anheben – Erläuterung

Diese Technik hilft, negative Gedanken abzustellen und sich auf liebevolle, glückliche, harmonische, erhabene, gesunde Gedanken einzustimmen.

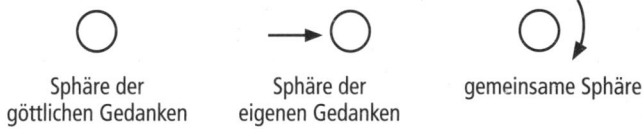

Sphäre der göttlichen Gedanken Sphäre der eigenen Gedanken gemeinsame Sphäre

Visualisieren Sie etwa 50 bis 100 Zentimeter vor Ihrer Brust eine Sphäre, und bestimmen Sie sie zum Symbol für Ihre Gedanken.

»Diagnostizieren« Sie den Zustand dieser Sphäre (hell oder dunkel, Verformungen usw.). Falls bei Ihnen negative Gedanken dominieren, wird diese Sphäre sich dunkel zeigen, oder Sie werden kein gutes Gefühl haben, wenn Sie sie betrachten.

Bestimmen Sie links neben der ersten eine zweite Sphäre von der gleichen Größe: die Sphäre der Gedanken des Schöpfers. Sie leuchtet wie eine Sonne golden oder silbergolden.

Nun legen Sie mit viel Liebe und Dankbarkeit dem Ziel der Steuerung entsprechend die Sphäre der Gedanken des Schöpfers auf die Sphäre der eigenen Gedanken. Visualisieren Sie, wie das Licht der Sphäre der Gedanken des Schöpfers in die Sphäre der eigenen Gedanken übernommen wird.

Drehen Sie die gemeinsame Sphäre jetzt im Uhrzeigersinn, um das Licht in der Sphäre zu verstärken.

Genießen Sie die Ruhe und den Frieden in Ihrem Denken, die sich mehr und mehr einstellen.

Fühlen Sie Liebe, Dankbarkeit und Verbundenheit mit dem Schöpfer.

Abschließend fixieren Sie die Ergebnisse Ihrer Steuerung.

Die Konzentration durchführen

- Einstimmung: »*Ich wirke wie der Schöpfer ...*« (siehe Seite 187)
- Allgemeines und persönliches Ziel: »*Für die Erlösung aller Menschen, für die ewige, harmonische Entwicklung der Welt, Anhebung meiner Gedankenebene auf die göttliche Ebene; liebevolle, glückliche, harmonische, erhabene, gesunde Gedanken.*«
- Etwa 50 bis 100 Zentimeter vor der Brust visualisieren Sie die Sphäre als Symbol für die eigenen Gedanken.
- Diagnostizieren Sie diese Sphäre (hell oder dunkel, Verformungen usw.).
- Links davon die Sphäre der Gedanken des Schöpfers bestimmen. Sie leuchtet wie eine Sonne golden oder silbergolden.
- Mit viel Liebe und Dankbarkeit dem Ziel der Steuerung entsprechend die Sphäre der Gedanken des Schöpfers auf die Sphäre der eigenen Gedanken legen; visualisieren Sie, wie das Licht der Sphäre der Gedanken des Schöpfers von der Sphäre der eigenen Gedanken aufgenommen wird und sich mit ihr vereint.
- Die gemeinsame Sphäre im Uhrzeigersinn drehen.

- Die Abwesenheit von Gedanken, Ruhe und Frieden im Kopf empfinden und genießen.
- Liebe, Dankbarkeit und Verbundenheit mit dem Schöpfer fühlen.
- Die Veränderung im Körper spüren, im Herzen fühlen und sich selbst gesund, glücklich, ewig visualisieren.
- Das Ergebnis fixieren: »*Ich fixiere die Ergebnisse ...*« (siehe Seite 202)

Variante:

Falls es nötig ist, legen Sie mehrere Sphären der göttlichen Gedanken nacheinander auf die Sphäre Ihrer eigenen Gedanken, bis Sie Ruhe und Frieden im Kopf empfinden.

Das eigene Bewusstsein auf die Ebene des göttlichen Bewusstseins anheben – Erläuterung

Die Aufgabe jedes Menschen ist es, sein Bewusstsein zu entwickeln und eine neue, glückliche, gesunde, harmonische Realität zu erschaffen.

Kennzeichen eines weit entwickelten Bewusstseins sind Gefühle der bedingungslosen Liebe, unendlichen Dankbarkeit, Seligkeit, des Glücks, der Freude und der Vollkommenheit der Schöpfung.

Die nachfolgende Technik unterstützt die Entwicklung, Strukturierung und Erweiterung des menschlichen Bewusstseins:

○	→○	○↵
Sphäre des göttlichen Bewusstseins (altgolden)	Sphäre des eigenen Bewusstseins (hellgolden)	gemeinsame Sphäre

Diese Steuerung hilft, das eigene Bewusstsein zu erweitern und zu strukturieren und Fähigkeiten wie: Hellsichtigkeit, Hellwissen etc. zu entwickeln.

Bestimmen Sie etwa 50 bis 100 Zentimeter vor Ihrer Brust die Sphäre Ihres Bewusstseins in hellgoldenem Licht. Links davon bestimmen Sie eine zweite, gleich große Sphäre, die Sphäre des göttlichen Bewusstseins. Sie leuchtet wie eine Sonne altgolden.

Mit viel Liebe und Dankbarkeit legen Sie die Sphäre des göttlichen Bewusstseins auf die Sphäre des eigenen Bewusstseins.

Visualisieren Sie, wie die Sphäre Ihres eigenen Bewusstseins das Licht der Sphäre des göttlichen Bewusstseins aufnimmt.

Drehen Sie die vereinigte Sphäre im Uhrzeigersinn; betrachten Sie, wie sich dadurch das Leuchten der gemeinsamen Sphäre verstärkt.

Nehmen Sie Ihre Empfindungen, Gefühle und Visionen deutlich wahr.

Nun vergrößern Sie die Sphäre. Stellen Sie sich bzw. Ihr Abbild in diese Sphäre hinein. Füllen Sie sich / Ihr Abbild mit dem Licht der Sphäre.

Spüren Sie die Veränderung in Ihrem Körper, fühlen Sie Freude und Dankbarkeit in Ihrem Herzen, und visualisieren Sie Ihr leuchtendes Abbild: jung, gesund, glücklich und ewig.

Abschließend fixieren Sie die Ergebnisse Ihrer Steuerung.

Die Konzentration durchführen

- Einstimmung: »*Ich wirke wie der Schöpfer ...*« (siehe Seite 187)
- Allgemeines und persönliches Ziel: »*Für die Erlösung aller Menschen, für die ewige, harmonische Entwicklung der Welt, Anhebung meines Bewusstseins auf die Ebene des göttlichen Bewusstseins; Entwicklung von Fähigkeiten wie Hellsichtigkeit, Hellwissen usw.*«
- Etwa 50 bis 100 Zentimeter vor der Brust die Sphäre Ihres eigenen Bewusstseins in hellgoldener Farbe bestimmen.
- Links davon eine zweite, gleich große Sphäre, die Sphäre des göttlichen Bewusstseins, visualisieren. Sie leuchtet wie die Sonne altgolden.
- Die Sphäre des göttlichen Bewusstseins mit Liebe und Dankbarkeit auf die Sphäre des eigenen Bewusstseins legen.

- Visualisieren, wie die Sphäre des eigenen Bewusstseins das Licht der Sphäre des göttlichen Bewusstseins aufnimmt.
- Die zusammengelegte Sphäre im Uhrzeigersinn drehen und wahrnehmen, wie sich dadurch das Leuchten der Sphäre verstärkt; die eigenen Empfindungen, Gefühle und Bilder wahrnehmen.
- Die Sphäre größer werden lassen und sich selbst bzw. das eigene Abbild in dieser Sphäre sehen.
- Das eigene Abbild mit dem goldenen Licht der Sphäre auffüllen; die Veränderung im Körper spüren.
- Freude und Dankbarkeit im Herzen fühlen.
- Visualisieren Sie Ihr eigenes leuchtendes Abbild: glücklich, jung, gesund, ewig.
- Das Ergebnis fixieren: »*Ich fixiere die Ergebnisse ...*« (siehe Seite 202)

Varianten:

- *Globale Steuerung:* Anhebung des kollektiven Bewusstseins auf die Ebene des göttlichen Bewusstseins, indem Sie die Sphäre des göttlichen Bewusstseins mit der Sphäre des kollektiven Bewusstseins vereinen.
- *Bei Krankheiten:* Die Sphäre des eigenen Körpers mit der leuchtenden Sphäre des Körpers des Schöpfers vereinen.

Sich selbst als schöpferischen Menschen erschaffen – Erläuterung

Der Mensch als Teil des Schöpfers ist ein geistig-seelisches Wesen und verfügt über enormes Potenzial. Die göttlichen Kräfte und die Möglichkeit, die optimale eigene Welt zu erschaffen, sind in jedem Menschen vorhanden. Es hängt von der Entwicklung unseres Bewusstseins ab, wie stark wir mit der göttlichen Kraft und ihren unbegrenzten Möglichkeiten verbunden sind. Um das Leben bewusst steuern zu können, ist es wichtig, dass wir als eine untrennbare Einheit von Seele, Geist, Bewusstsein und Körper in der Welt agieren.

Die nachfolgende Technik hilft Ihnen, die Verantwortung für Ihr Leben zu übernehmen und sich bewusst als Schöpfer der eigenen Realität eine neue, gewünschte, eigene Welt zu erschaffen.

Ziel der Steuerung: »Ich bin ein schöpferischer Mensch, nach dem göttlichen Antlitz erschaffen«; Vereinigung meiner Seele, meines Geistes, meines Bewusstseins und meines Körpers zu einer harmonischen Einheit; Entwicklung meiner göttlichen Fähigkeiten für die Erlösung aller Menschen und für die ewige, harmonische Entwicklung der Welt.

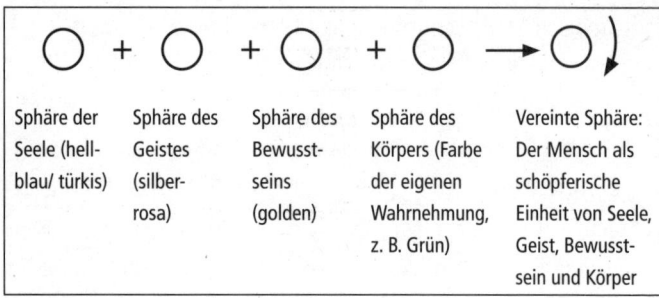

| Sphäre der Seele (hellblau/ türkis) | Sphäre des Geistes (silber-rosa) | Sphäre des Bewusstseins (golden) | Sphäre des Körpers (Farbe der eigenen Wahrnehmung, z. B. Grün) | Vereinte Sphäre: Der Mensch als schöpferische Einheit von Seele, Geist, Bewusstsein und Körper |

Visualisieren Sie etwa 50 bis 100 Zentimeter vor Ihrer Brust nacheinander folgende Sphären (von links nach rechts):

- *Sphäre der Seele*: Sie leuchtet hellblau bis türkisfarben. Wenn Sie die Sphäre der Seele visualisieren, entsteht das Gefühl der bedingungslosen Liebe, weil Ihre Seele dem Schöpfer am nächsten ist; der Schöpfer ist die Liebe.
- *Sphäre des Geistes:* Rechts daneben erschaffen Sie die Sphäre Ihres Geistes; visualisieren Sie diese Sphäre silber-rosafarben – als Licht des tätigen, erschaffenden Geistes.
- *Sphäre des Bewusstseins:* Rechts daneben erschaffen Sie die Sphäre Ihres Bewusstseins; sie leuchtet golden.
- *Sphäre des Körpers*: Rechts daneben erschaffen Sie dann die Sphäre Ihres Körpers; sie kann grünlich leuchten oder eine andere Farbe haben, die für Sie stimmig ist.

Dem Ziel der Steuerung entsprechend, vereinen Sie diese vier Sphären zu einer gemeinsamen Sphäre.

Drehen Sie die gemeinsame Sphäre im Uhrzeigersinn, und verstärken Sie das Licht der vereinten Sphäre.

Nun lassen Sie diese vereinigte, leuchtende Sphäre kleiner werden und legen sie dann in Ihr Herzzentrum hinein.

Von dort aus breiten Sie das Licht als Information des einheitlichen, schöpferischen Menschen in Ihrem ganzen Körper aus. Jede Zelle Ihres Körpers erhält nun die Information, dass Ihre Seele, Ihr Geist, Ihr Bewusstsein und Ihr Körper als eine schöpferische Einheit agieren und Sie ab jetzt als bewusster Schöpfer Ihre eigene Realität in Liebe, Harmonie, Gesundheit und Einheit mit dem Schöpfer erschaffen und auf die ganze Welt einen positiven, harmonischen Einfluss haben.

Visualisieren Sie Ihren Körper als leuchtendes Abbild. »Sehen« sie sich als schöpferischen Menschen in gewünschter Gestalt: glücklich, jung, gesund, ewig.

Spüren Sie Ihre Schöpferkraft und wie dieses Licht Ihren ganzen Körper regeneriert und nach der göttlichen Norm / Ordnung ausrichtet.

Fühlen Sie Ihre Schöpferkraft als Liebe und Dankbarkeit, Freude und Glück.

Machen Sie sich bewusst: »*Ich bin eine harmonische Einheit von Seele, Geist, Bewusstsein und Körper. Ich bin Mensch und bewusster Schöpfer meiner eigenen Realität. Ich fühle die Kraft in mir, mein Leben nach meinem eigenen Szenario zu gestalten.*«

Abschließend fixieren Sie die Ergebnisse Ihrer Steuerung.

Die Konzentration durchführen

- Einstimmung: »*Ich wirke wie der Schöpfer …*« (siehe Seite 187)
- Allgemeines und persönliches Ziel: »*Ich bin Mensch-Schöpfer, nach dem göttlichen Antlitz erschaffen; Vereinigung meiner Seele, meines Geistes, meines Bewusstseins und meines Körpers zu einer harmonischen Einheit; Entwicklung meiner göttlichen Fähigkeiten, für die Erlösung aller Menschen und für die ewige, harmonische Entwicklung der Welt.*«
- Etwa 50 bis 100 Zentimeter vor der Brust vier Sphären nebeneinander erschaffen (von links nach rechts): die *Sphäre der Seele* (blau/türkis), die *Sphäre des Geistes* (silber-rosa), die *Sphäre des Bewusstseins* (golden) und die *Sphäre des Körpers* (z. B. grün).
- Die Sphären dem Ziel der Steuerung entsprechend zu einer gemeinsamen Sphäre vereinen.
- Die gemeinsame Sphäre drehen, das Licht verstärken.
- Die vereinte Sphäre verkleinern und ins Herzzentrum legen.
- Von dort aus das Licht auf alle Zellen, den ganzen Körper als Information des einheitlichen, schöpferischen Menschen ausbreiten.
- Den Körper als leuchtendes Abbild visualisieren. Sich als schöpferischen Menschen in gewünschter Gestalt »sehen«: glücklich, jung, gesund, ewig.
- Spüren Sie, wie das Licht den ganzen Körper regeneriert und nach der göttlichen Norm / Ordnung ausrichtet.
- Die eigene Schöpferkraft, Liebe und Dankbarkeit, Freude und Glück fühlen.
- Ergebnis fixieren: »*Ich fixiere die Ergebnisse …*« (siehe Seite 202)

9. Konzentration: Der Fluss des Lebens – glückliche, harmonische, gesunde Ereignisse erschaffen

Erläuterung

Der Mensch nimmt sein Leben durch die »Brille« seiner innersten Überzeugungen, seines Denkens, Fühlens und Glaubens wahr. Er erschafft seine Realität seinem Bewusstsein entsprechend. Um glückliche, harmonische, gesundheitsfördernde Ereignisse zu erschaffen, ist es wichtig, seine innersten Überzeugungen, Gefühle, Gedanken zu verändern, sein Bewusstsein zu entwickeln und zu erweitern. Dafür bietet die Russische Informationsmedizin eine ausgezeichnete Technik, die mit dem Symbol »Fluss des Lebens« arbeitet.

Diese Technik hilft, glückliche, harmonische, liebevolle gesundheitsfördernde Ereignisse im Leben zu erschaffen.

Im konzentrierten, erweiterten Zustand des Bewusstseins bestimmen Sie einen Fluss als Symbol für Ihr Leben. Visualisieren Sie sich selbst im Fluss Ihres Lebens.

Beurteilen / »diagnostizieren« Sie: Ist es Tag oder Nacht? Ist der Fluss Ihres Lebens groß oder klein? Ruhig oder quirlig? Ist das Wasser rein oder schmutzig? Sind im Wasser bedrohliche Gegenstände wie z. B. Balken, Krokodile etc. (Symbole für negative, bedrohliche Ereignisse)? Achten Sie auch auf Ihre Gefühle: Fühlen Sie sich wohl im Fluss Ihres

Lebens? Trägt Sie das Wasser leicht und unbeschwert oder haben Sie Mühe, nicht zu ertrinken?

Wenn der Fluss Ihnen nicht gefällt oder Sie sich nicht wohl in ihm fühlen, steigen Sie aus dem Fluss Ihres Lebens heraus.

Sobald Sie am Ufer stehen, finden Sie in der Nähe einen Berg. Oben auf dem Berg befindet sich der Schöpfer in menschlicher Gestalt. Der Schöpfer ist da, um Sie zu unterstützen, Ihr Leben zum Glücklichen zu verändern.

Gehen Sie zum Schöpfer auf den Berg.

Zusammen mit dem Schöpfer verändern Sie jetzt den Fluss Ihres Lebens: Erschaffen Sie eine wunderschöne, strahlende Sonne, die den Fluss Ihres Lebens beleuchtet, reinigt, harmonisiert und beruhigt. Betrachten Sie, wie das Wasser von der Sonne gereinigt wird, bis es zu Quellwasser wird. Alles, was Sie bis jetzt im Fluss (Symbol für Ihr Leben) bedroht hat, wird im göttlichen Licht aufgelöst.

Bringen Sie so den Fluss des Lebens in einen gewünschten Zustand. Erschaffen Sie im Fluss wunderschöne, leuchtende kleine Sphären aus goldenem, silbernem, rosafarbenem Licht; bestimmen Sie diese Sphären zu zukünftigen, glücklichen, gewünschten, harmonischen Ereignissen.

Erst wenn Sie wieder Lust verspüren / gern bereit sind, in den Fluss Ihres Lebens zurückzukehren, verabschieden Sie sich vom Schöpfer, und bedanken Sie sich bei ihm.

Gehen Sie in den Fluss Ihres Lebens zurück. Legen Sie sich gemütlich auf das Wasser, das jetzt Quellwasserqualität hat.

Genießen Sie die warmen Sonnenstrahlen. Nehmen Sie ganz bewusst die kleinen leuchtenden Sphären der zukünftigen gewünschten glücklichen Ereignisse in Ihr Herzzentrum auf. Bei jeder Sphäre, die Sie in Ihr Herzzentrum aufnehmen, bestimmen Sie ein gewünschtes Ereignis, und visualisieren Sie es ganz deutlich.

Anschließend fixieren Sie die Ergebnisse Ihrer Steuerung – dadurch übertragen Sie bewusst das Ergebnis Ihrer Konzentration auf die physische Realität. Seien Sie bereit, gewünschte glückliche Ereignisse in Ihrem Leben zu empfangen.

Die Konzentration durchführen

- Einstimmung: »*Ich wirke wie der Schöpfer ...*« (siehe Seite 187)
- Allgemeines und persönliches Ziel: »*Für die Erlösung aller Menschen, für die ewige, harmonische Entwicklung der Welt, glückliche, harmonische, liebevolle, gesundheitsfördernde Ereignisse in meinem Leben.*«
- Im konzentrierten, erweiterten Zustand des Bewusstseins einen Fluss als Symbol für das eigene Leben bestimmen.
- Sich selbst im Fluss des eigenen Lebens visualisieren.
- Den Fluss beurteilen / »diagnostizieren« und dabei auf die eigenen Gefühle achten.
- Falls der Fluss nicht dem gewünschten Zustand entspricht, aus dem Fluss des Lebens heraussteigen, ans Ufer gehen.
- In der Nähe einen Berg visualisieren und auf dem Berg den Schöpfer in menschlicher Gestalt.
- Zum Schöpfer auf den Berg gehen, ihn umarmen, Liebe und Dankbarkeit spüren und mit ihm zusammen den Fluss in einen vollkommenen Zustand bringen:
  – Eine strahlende Sonne erschaffen.
  – Mit dem Licht dieser Sonne den Fluss des Lebens reinigen, bis er zu Quellwasser wird.
  – Leuchtende kleine Sphären aus goldenem, silbernem, rosafarbenem Licht erschaffen und zu zukünftigen glücklichen, gewünschten Ereignissen bestimmen.
- Sich vom Schöpfer verabschieden und zurück in den Fluss des eigenen Lebens gehen.

- Bewusst die Sphären der zukünftigen, gewünschten Ereignisse ins Herzzentrum aufnehmen, dabei jede Sphäre zu einem gewünschten Ereignis bestimmen und dieses Ereignis ganz deutlich visualisieren.
- Die Steuerung fixieren: »*Ich fixiere die Ergebnisse ...*« (siehe Seite 202)

Anhang

Anmerkungen

1 Auch: morphogenetisches Feld
2 Wo immer die Autoren etwas Persönliches kundtun, das nur einen von beiden betrifft, finden Sie in Klammern die Initialen des betreffenden Autors aufgeführt: OH steht für Olga Häusermann Potschtar, KJB für Klaus Jürgen Becker.
3 Siehe hierzu *www.lazaris.com*
4 Siehe dazu auch Marion Zimmer Bradley, *Das Licht von Atlantis*, Bastei Lübbe Verlag, 1987
5 Siehe hierzu die platonischen Dialoge Timaios 24e; Kritias 120e
6 Nach heutiger Zeitrechnung
7 Kritias 121c
8 Maria Sagi, »Heilung durch Informationsmedizin«, Seite 2; *http://dgeim.de/page1/page14/files/Sagi.pdf*
9 Siehe 3. Buch Mose (der Leviticus)
10 Es ist bis heute unbewiesen, ob Hermes Trismegistos tatsächlich gelebt hat oder lediglich eine Synthese des griechischen Gottes Hermes und des ägyptischen Got-

tes Thot ist. Tatsache ist, dass es eine alte Schrift gibt, die *Tabula Smaragdina*, die Hermes Trismegistos zugeschrieben wird.

11 Im Russischen wird in dem Zusammenhang das Wort *norma* verwendet, was zugleich »Ordnung, Standard, Norm« bedeutet, siehe dazu ausführlich das Kapitel »Die göttliche Norm / Ordnung«; Sie finden in diesem Buch sowohl die Begriffe »göttliche Norm« wie auch »göttliche Ordnung«, wobei beide Substantive gleichermaßen stellvertretend für das russische Wort *norma* stehen.

12 Zitiert nach *www.bioenergetische-heilung.de/ index. php/ informationen/ c-g-jung*

13 Der Begriff »Psyche« wird im Zusammenhang mit der Psychoanalyse als Synonym für das nicht Sichtbare am Menschen betrachtet.

14 Siehe dazu *http:/ / butterfly.ucdavis.edu/ crew/ amshapiro*

15 Erhältlich bei *www.urteilchen.de*

16 Psalm 16

17 Als Slawen wird eine Gruppe von Völkern bezeichnet, die eine slawische Sprache spricht. Eine mehrheitlich slawische Bevölkerung gibt es in den ostslawischen Staaten (Russland, Ukraine, Weißrussland), den westslawischen Staaten (Polen, Tschechien, Slowakei) und den südslawischen Staaten (Bulgarien, Slowenien, Kroatien, Serbien, Bosnien und Herzegowina, Mazedonien und Montenegro).

18 Siehe dazu unter »Dekohärenz« bei Wikipedia

19 Siehe David Bohm, *Die verborgene Ordnung des Lebens*, Aquamarin Verlag, 1988

20 Marlee Matlin u. a., *What the Bleep Do We Know?* (DVD), Horizon Film, 2006
21 Klaus-Dieter Platsch, *Was heilt. Vom Menschsein in der Medizin,* Theseus Verlag, 2007, Seite 59
22 Albert Einstein, *The Expanded Quotable Einstein*, Princeton University Press, 2000
23 David Peat (* 1938, britischer Physiker), *Synchronicity: The Bridge Between Matter and Mind*, Bantam Books, 1987 (übersetzt aus dem englischen Original; deutsche Ausgabe: *Synchronizität. Die verborgene Ordnung*, O.W Barth Verlag, 1989)
24 Vergleiche Amit Goswami in *What the Bleep Do We Know?*
25 Amit Goswami in *What the Bleep Do We Know?*
26 Eine ausführliche Darstellung der Geschichte finden Sie u. a. in dem Buch Gregg Braden, *The Spontaneous Healing Of Belief: Shattering The Paradigm Of False Limits,* Hay House Publishing, 2008
27 Zitiert aus Jörg Starkmuth, *Die Entstehung der Realität*, Goldmann Verlag, 2007, Seite 220 f.
28 Beide Grafiken entnommen aus Layena Bassols Rheinfelder, *PraNeoHom Lehrbuch Band 1, Praxisorientierte Neue Homöopathie*, PraNeoHom, 2012, Seite 10
29 Siehe dazu Plutarch, *Convivialium disputationum*, liber 8,2
30 Heilige Geometrie ist die Geometrie in der Planung und Errichtung von gebrauchten religiösen Strukturen wie Kirchen, Tempeln und Moscheen.
31 Siehe dazu Drunvalo Melchizedek, *Die Blume des Lebens*, Band 1 und 2, KoHa Verlag, 2000

32 Mahmud Shabistari, *Gulshan-i-Raz – der mystische Rosengarten, 1317;* siehe unter *http://islam-auf-deutsch.de/glaubenswahrheiten/glaube-an-gott-tauhid/1032-was-haben-hologramme-mit-der-manifestation-gottes-zu-tun*

33 Siehe Benoit B. Mandelbrot: *The Fractal Geometry of Nature,* Spektrum Akademischer Verlag, 1990

34 Siehe Sirtaro Bruno Hahn, *Das Imagami-Prinzip. Seelenbilder in der Natur,* Synergia Verlag, 2008

35 Stan Tenen, *The Alphabet That Changed the World: How Genesis Preserves a Science of Consciousness in Geometry and Gesture,* North Atlantic Books, 2011; siehe auch *www.meru-info.de/tenen3/tenen3.htm*

36 Siehe auch *www.weltderphysik.de/gebiete/theorie/quanteneffekte/zwillingsforschung*

37 Eine Teleportation im Sinne der Quantenmechanik erfordert nicht, dass die Teilchen physisch von einem Ort zum anderen transportiert werden. Es genügt, wenn die Information über die Quantenverschränkung weitergereicht, auf ein verwandtes Objekt am Zielort übertragen wird.

38 Siehe dazu *www.golem.de/news/quanten-teleportation-wissenschaftler-verschicken-teilchen-ueber-97-kilometer-1205-91759.html*

39 *Quelle: LMU München.* siehe dazu auch *http://physikclub.de/nachrichten/verschrankung-von-photonen-uber-144-km-distanz-gelungen*

40 Die Grundlage dafür waren die spezielle Relativitätstheorie Einsteins und sein sogenanntes EPR-Experiment.

41 Die Quantenmechanik ist eine physikalische Theorie, die die Quantenphysik und deren Gesetzmäßigkeiten beschreibt.
42 Siehe dazu »Doppelspaltversuch« bei Wikipedia
43 Mit »Materie« sind hierbei Teilchen gemeint, die eine nicht verschwindende Ruhemasse aufweisen, wie z. B. Elektronen, Neutronen, Atome und Planeten.
44 Aus *Die Sprache der Natur verstehen lernen: Das Lebenswerk Erich Körblers (Raum & Zeit Special 3)*, Ehlers Verlag, 2010, SEITE 200, nachzulesen unter *http://books.google.de/books?id=F2ZLn-06Jh0wC&pg=PA200&lpg=PA200&dq=Der+Organismus+saugt+fortw%C3%A4hrend+Ordnungen+aus+der+Umwelt++schr%C3%B6dinger&source=bl&ots=MDKv89ZwSH&sig=TLgjuPfLxFM1Gg1EQlroYQ_n0nY&hl=de&sa=X&ei=P3QgU67xJc3BtAbRhoD4BQ&ved=0CDIQ6AEwAQ#v=onepage&q=Der%20Organismus%20saugt%20fortw%C3%A4hrend%20Ordnungen%20aus%20der%20Umwelt%20%20schr%C3%B6dinger&f=false*
45 Resonanz wird als der Zustand definiert, in dem sich ein Körper in Schwingung befindet und mit einem anderen schwingenden System in einen Überlagerungszustand geht (mitschwingt). Eine Stimmgabel wird beispielsweise durch eine zweite, angeschlagene Stimmgabel in Schwingung versetzt, ohne dass diese selbst berührt wird. Dies geschieht dann, wenn beide Stimmgabeln den gleichen Resonanzton, z. B. den Ton »c« oder ein Vielfaches seiner Schwingung (z. B. eine Oktave voneinander entfernt) haben.

46 Ölwin Pichler, *Neue Homöopathie in Theorie und Praxis,* Band 1, Ehlers Verlag, 2008, Seite 10 f.
47 Matthäus 18,20
48 Siehe dazu Franz Bludorf: »Hyperkommunikation«, *www.fosar-bludorf.com/ dnabewusstsein/ index.htm*
49 Siehe Lyall Watson: *Lifetide.* N.Y. 1979, Seite 148 (deutsche Ausgabe: *Geheimes Wissen. Das Natürliche des Übernatürlichen*, Klotz Verlag, 2001)
50 Siehe *www.j-lorber.de/ proph/ seher/ cayce.htm*
51 Siehe hierzu Dieter Zeller: *Menschwerdung Gottes. Vergöttlichung von Menschen*, Vandenhoeck und Ruprecht, 1988
52 Siehe Metropolit Hierotheos (Vlachos) von Nafpaktos: *Orthodoxe Spiritualität. Eine kurze Einführung,* E-Book
53 In der russischen Sprache steht das Wort »technologia« u. a. auch für *Bewusstseinsarbeit*, weshalb man in vielen deutschen Übersetzungen den Begriff »russische Technologien« findet, gemeint sind aber Bewusstseinstechniken bzw. Bewusstseinsmethoden.
54 Siehe dazu Michael Hagemeister: »Nikolaj Fedorov und der ›russische Kosmismus‹«, in: Franz Josef Klehr & Eberhard Müller, Hrsg.: *Russische religiöse Philosophie. Das wiedergewonnene Erbe: Aneignung und Distanz*. Stuttgart 1992 (Reihe: Hohenheimer Protokolle, 41), Seite 159–170
55 Fjodorow, *Philosophie des gemeinsamen Werks,* zitiert in Boris Groys, Michael Hagemeister, Anne von Heiden: *Die neue Menschheit: Biopolitische Utopien in Russland zu Beginn des 20. Jahrhunderts*, Suhrkamp Taschenbuch, 2005, Seite 84

56 Siehe Wladimir Iwanowitsch Wernadski in seinem Artikel »Der wissenschaftliche Gedanke als planetare Erscheinung«, Details unter *http://de.wikipedia.org/wiki/Noosph%C3%A4re*

57 Siehe René Klug, *Pädagogik und Anthropotechnik*, Kindle Edition, 2010

58 *Harry Edwards* war für England wegweisend, da seit seinem Wirken Geistheilung als eine von den Krankenkassen anerkannte Therapie gilt; in England hat jeder Kranke Anspruch auf Geistheilung.

59 Die Titel russischer Autoren finden Sie im Anhang dieses Buches unter »Literaturempfehlungen«, Seite 278 ff.

60 Weitere Informationen finden Sie unter *www.grabovoi.de*.

61 Zitat dieses Absatzes von der Umschlagseite des Buches *Die Auferweckung von Menschen und das ewige Leben sind von nun an unsere Realität,* Jelezky Publishing Ug, 2013

62 Eine autobiografische Darstellung des Lebenslaufs von Grabovoi finden Sie unter *www.grabovoi.de*.

63 Siehe *http://bronnikov-center.de/?page_id=443*

64 Igor Arepjev: *Technologien der Rettung. Erschaffung und harmonische Entwicklung des Menschen und der Welt*, Jelezky Publishing UG, Hamburg; siehe auch unter *www.psiram.com/ge/index.php/Igor_Arepjev*

65 Weitere Informationen über Petrov finden Sie unter *www.petrovfond.de/ubung.html*.

66 Zitiert aus Alexander Teetz, *raum & zeit 165/2010*, *www.raum-und-zeit.com/r-z-online/bibliothek/ge-*

*sundheit/ quanten-medizin/ die-matrix-zur-heilung.
html#sthash.EYZFQkm2.dpuf*

67 *http:// spiral-ssk.com/ about_doctor*
68 Siehe Joachim Faulstich, *Das heilende Bewusstsein*, Knaur Verlag, 2008
69 Ausführlich beschrieben in dem Buch *I can take your pain away*
70 Siehe dazu Valerij Sinelnikov, *Gewinne deine Krankheit lieb. Die Geheimnisse des Unterbewusstseins*, Baltosios gulbes, 2010, Seite 61
71 Weitere Informationen finden Sie unter *www.v-sinelnikov.com*.
72 Siehe *Focus Online*, »So alt ist Ihr Körper wirklich«, *www.focus.de/ gesundheit/ gesundleben/ antiaging/ forschung/ regenerationswunder-mensch_aid_51928.html*
73 Siehe dazu *www.zehn.de/ stammzellen-erneuern-verschwundene-zellen-6568630-1*
74 Siehe Dr. Gunter Petry, *Informationsmedizin. Neue Heilungschancen* für akut und chronisch Kranke, Institut für Informationsmedizin
75 Aus Jan Udo Holey, *Hände weg von diesem Buch*, Ama Deus Verlag, 2004, Seite 261
76 Jan Udo Holey, *Hände weg von diesem Buch*, Ama Deus Verlag, 2004, Seite 261
77 Laut Prof. Dr. Fritz Albert Popp sind Informationen Signale in Form eines Trägerfeldes, also messbar, lokalisierbar.
78 Erwin Laszlo, *Zu Hause im Universum. Die neue Vision der Wirklichkeit*, Allegria Verlag, 2005, Seite 57

79 Zitat und Grafik entnommen aus Layena Bassols Rheinfelder, *PraNeoHom Lehrbuch Band 1, Praxisorientierte Neue Homöopathie*, PraNeoHom, 2012, Seite 15 f.
80 Nach Clemens Kuby, *Mental Healing*, Kösel Verlag, 2012, Seite 30
81 Kurt Tepperwein, *Was dir deine Krankheit sagen will*, Bechtermünz Verlag, 2000, Seite 25
82 Ebenda, Seite 15
83 Homöostase (griechisch, »Gleichstand«) bezeichnet die Aufrechterhaltung eines Gleichgewichtszustandes durch einen internen regelnden Prozess. Sie ist damit ein Spezialfall der Selbstregulation von Systemen.
84 Sinelnikov, *Gewinne deine Krankheit lieb*, Seite 48
85 Clemens Kuby, *Selbstheilung – gesund aus eigener Kraft*, Gräfe und Unzer, 2012, Seite 91
86 Kurt Tepperwein, *Was dir deine Krankheit sagen will. Die Sprache der Symbole*, mvg Verlag, 2005, Seite 35
87 Das Wort »Schöpfer« wird in diesem Buch synonym für »Gott« verwendet.
88 Jan Assmann, *Ma'at*, C.H. Beck Verlag, 1995, Seite 15 f.
89 Nach Wikipedia, »Organe« (Stand: März 2014)
90 Zitat aus: Smirnova/ Jelezky, *Heilungsmethoden mit Hilfe des Bewusstseins*, Seite 12
91 Jörg Starkmuth, *Die Entstehung der Realität. Wie das Bewusstsein die Welt erschafft*, Goldmann Verlag, 2007, Seite 122
92 Siehe dazu James Morgan Pryse, *Reinkarnation im Neuen Testament*, Schirner Verlag, 2005, sowie eine ausführliche Darstellung auf *http://researchers-*

of-truth.org/ Deutsche/ Rudy/ 5.24.04-Incarnation-Reincarnation-DE-Rudy.html.
93 Anton Zeilinger, 1999; aus einem Interview; *www.psychophysik.com/ html/ re025-zeilinger-anton.html*
94 Jörg Starkmuth, *Die Entstehung der Realität*, 7. Aufl. 2007, Seite 135
95 Ebenda, Seite 124
96 Ebenda, Seite 126
97 Siehe *www.bronnikovmethod.com*
98 Siehe *http:/ / de.groups.yahoo.com/ group/ bronnikov-methode/ message/ 10*
99 *Bild der Wissenschaft* vom 24.9.2004; siehe auch unter *www.wissenschaft.de/ home/ -/ journal_content/ 56/ 12054/ 1114178/*
100 Siehe *Stern, www.wissenschaft.de/ home/ -/ journal_content/ 56/ 12054/ 1029617*
101 Siehe hierzu die Arbeiten von John B. Phillips
102 Siehe *www.scilogs.de/ wblogs/ blog/ abgefischt/ verhaltensforschung/ 2008-08-30/ der-heidelberger-kuh-kompass*
103 Siehe Sheila Ostrander, Lynn Schroeder, *PSI – Die Geheimformel des Ostblocks für die wissenschaftliche Erforschung und praktische Nutzung übersinnlicher Kräfte des Geistes und der Seele*, Scherz Verlag, 1971
104 Elmar R. Gruber, *Die Psi-Protokolle. Das geheime CIA-Forschungsprogramm und die revolutionären Erkenntnisse der neuen Parapsychologie*, Langen Müller Verlag, 1998
105 *www.spiegel.de/ spiegel/ print/ d-40830746.html*
106 Dr. Joe Dispenza in *Bleep*, DVD

107 Siehe dazu Johann Wolfgang von Goethe, *Maximen und Reflexionen*, Seite 749 ff.
108 Siehe Alan Newell, *Solitons in mathematics and physics*, SIAM, 1985 (auch ins Russische übersetzt), und Herbert Simon, *The Sciences of the Artificial*. The MIT Press, Cambridge (MA) 1981, sowie *Perspektiven der Automation für Entscheider*, Verlag Quickborner Team, 1966
109 Siehe Dietrich Ritschl, *Zur Logik der Theologie*, Verlag Chr. Kaiser, 1988, Seite 22
110 Die Arbeit mit Zahlen ist nur ein kleiner Teil der Russischen Informationsmedizin, die auszuführen den Rahmen dieses Buches sprengen würde.
111 Siehe dazu die DVD Philippe Petit, *Man on Wire: Der Drahtseilakt*, 2009
112 Siehe unter *www.flixxy.com/ the-incredible-power-of-concentration-miyoko-shida.htm#.UdtkDvsP1KG. facebook*
113 Die führende Zelle hat nichts mit der Stammzelle zu tun, die aus dem Knochenmark kommt.
114 Siehe auch Grazyna Fosar, Franz Bludorf, *Vernetzte Intelligenz. Die Natur geht online*, Omega Verlag, 2001

Literaturempfehlungen

Susan Erk: *Entdecken Sie die Macht Ihres Unterbewusstseins: Wie Sie mit der Macht Ihres Unterbewusstseins ALLES erreichen* CreateSpace Independent Publishing Platform, 2013

Susan Erk: *Schockieren Sie Ihren Arzt – Werden Sie gesund. Russische Heilgeheimnisse.* Books on Demand, 2011

Grigori Grabovoi: *Freude der ewigen Entwicklung.* Jelezky Publishing, 2012 (Von Grigori Grabovoi persönlich gehaltene Seminare)

Grigori Grabovoi: *Konzentrationsübungen – Wandbuch zum Aufhängen.* 2012

Grigori Grabovoi: *Konzentrationsübungen für 31 Tage* (Bilderbuch). Jelezky Publishing, 2012

Grigorij Grabovoi: *Konzentrationsübungen für 31 Tage: Zur Weiterentwicklung des Bewusstseins, zur Harmonisierung von Ereignissen.* RARE WARE Medienverlag, 2010

Grigori Grabovoi: *Wiederherstellung der Materie des Menschen durch Konzentration auf Zahlen.* Jelezky Publishing, 2012

Grigori Grabovoi: *Wiederherstellung des menschlichen Organismus durch Konzentration auf Zahlen.* Rare Ware Medienverlag, 2010

Grigori Grabovoi: *Zahlen für ein erfolgreiches Business.* Jelezky Publishing, 2013

Monika Herz: *Mit Zahlen heilen. Das Praxisbuch.* Nymphenburger Verlag, 2013

Herbert Hoffmann: *Wege des Heilens. Grundlagen und Praxis ganzheitlicher Methoden.* Schirner Verlag, 2009

Olga Jeliseeva, Jevgenia Alexeeva und Felix Eder: *Die treibende Kraft der Gesundheit: Die Mikrowelt des Blutes als Schlüssel zur Heilung.* Goldmann Verlag, 2014

Wladimir Kron: *Biologische Heilenergien einiger Menschen: Theorie und Praxis – Offenbarungen eines Heilers.* Books on Demand, 2007

Layena Bassols Rheinfelder / Klaus Jürgen Becker: *Heilen mit Zeichen.* Goldmann Verlag, 2012

Lumira: *Erneuere deine Zellen: Eine russische Heilerin offenbart ihr energetisches Verjüngungsprogramm.* Mit Übungs-CD. Scorpio Verlag, 2012

Karine Markarian: *Russische Heilgeheimnisse. Das große Buch der natürlichen Medizin.* Bastei Lübbe, 1999

Petra Neumayer: *Heilen mit Zahlen. Von der Zahlenmystik bis zum spirituellen Codesystem: Mit großem Praxisteil.* Mankau Verlag, 2011

Petra Neumayer, Tom Peter Rietdorf: *Russische Heilweisen: Mit geistigen Technologien die Selbstheilungskräfte aktivieren – mit Übungs-CD.* Arkana Verlag, 2013

Petra Neumayer, Roswitha Stark: *Heilen mit Symbolen. Die 64 wichtigsten Heilzeichen: 8 Strichcodes der Neuen*

Homöopathie, 18 Symbole aus der Heiligen Geometrie, 28 Heilsymbole aus aller Welt. Mankau Verlag, 2012

Natalja Aleksandrowna Nowikowa, Bernd Butzke: *Die gesunde und schöne Frau. Heilwissen aus der russischen Volksmedizin*. Nymphenburger Verlag, 2012

Mirsakarim Norbekov, Felix Eder: *Meine russische Energiedusche. Übungen zur Aktivierung der eigenen Heilkräfte*. Goldmann Verlag, 2011

Natalja Aleksandrowna Nowikowa, Bernd Butzke: *Russische Volksmedizin: Alltagsbeschwerden von A bis Z natürlich und sanft heilen*. Nymphenburger Verlag, 2011

Arcady Petrov: *Baum des Lebens (Neue Erde Teil 2)*. Kanda Zentrum Verlag, 2013

Arcady Petrov: *Die Formel des Weltalls. Kosmopsychobiologie*. Jelezky Publishing Ug, 2013

Arcady Petrov: *Kosmo-Psychobiologie*. Rare Ware Medienverlag, 2010

Arkadiy Petrov: *Navigator. Die mentalen assoziativen Technologien*. Kanda-Zentrum Neuss GmbH, 2010

Arcady Petrov: *Rette dich (Erschaffung der Welt)*. Jelezky Publishing Ug, 2013

Arcady Petrov: *Rette die Welt in Dir (Erschaffung der Welt)*. Jelezky Publishing Ug, 2011

Arcady Petrov: *Rette die Welt um Dich (Erschaffung der Welt)*. Rare Ware Medienverlag, 2011

Arcady Petrov: *Wer bist du, Mensch? (Baum des Lebens)*. Kanda Zentrum Verlag, 2013

Vladimir Serkin, Jelena Beljajewa-Petersenn: *Die Dankbarkeit des Wolfs: Heilgeheimnisse des sibirischen Schamanismus*. Goldmann Verlag, 2013

Svetlana Smirnova, Sergey Jelezky: *Einführung in die Methoden nach der Lehre von Grigori Grabovoi*. Jelezky Publishing, 2011

Svetlana Smirnova, Sergey Jelezky: *Heilungsmethoden mit Hilfe des Bewusstseins. Nach der Lehre von Grigori Grabovoi*. Rare Ware, 2010

Alla Svirinskaya: *Deine geheime Kraft. Die Lebensenergie zur Selbstheilung anwenden*. Allegria Verlag, 2006

Vitali Tichoplav, Tatiana Tichoplav: *Unser Treffen mit Grabovoi*. Jelezky Publishing, 2013

Vadim Tschenze: *Altes russisches Wissen. Das Beste für Seele und Gesundheit*. Verlag Silberschnur, 2009

Vadim Tschenze: *Vadim Tschenzes russisches Heillexikon*. Verlag Silberschnur, 2011

Bildnachweis

The Bridgeman Art Library, Berlin: S. 38 (The Proportions of the human figure (after Vitruvius), c.1492 (pen & ink on paper), Vinci, Leonardo da (1452-1519) / Galleria dell' Accademia, Venice, Italy / The Bridgeman Art Library), S. 95 (Helena Petrovna Blavatsky (born Hahn) 1831-1891. Russian-born American theosophist, photographed at Ithaca, NY 1875, the year she co-founded the Theosophical Society with Henry Olcott. / Universal History Archive/UIG / The Bridgeman Art Library), S. 96 (Grigori Yefimovich Rasputin (1871-1916) from 'Le Saint Diabolique' by Rene Fulop-Miller, Berlin, published 1927 (b/w photo), German Photographer, (20th century) / Private Collection / Archives Charmet / The Bridgeman Art Library), S. 100 (Vladimir Solovyov, Russian philosopher and poet (b/w photo), Russian Photographer, (19th century) / Private Collection / © Look and Learn / Elgar Collection / The Bridgeman Art Library), S. 100 (Lenin playing chess with A A Bogdanov during his visit to A M Gorky on Capri, Italy, 1908 (b/w photo), Russian Photographer, (20th century) / Private Collection / © Look and Learn / Elgar Collection / The Bridgeman Art Library); Culture Images, Köln: S. 97 (fai); Imago Stock & People, Berlin: S. 99 (United Archives International); Wikimedia: S. 96 (Alex Bakharev), S. 101 (Janet Flanner-Solita Solano papers).

Zitate und Grafiken »Information auf Welle und Paradigmen« (S. 65 f) wurden mit freundlicher Genehmigung von Layena Bassols Rheinfelder und Alvina M. Kreipl (www.kunst-trifft-pixel.de) dem Band 1, »Praxisorientierte Neue Homöopathie« entnommen.

Register

All-Einheit 98
Allopathie 40
Allverbundenheit 58–85
Antibiotika 39
Archetypen 41
Auferstehung 151, 152

Belastungen, emotionale und mentale 218
Bewusstsein 55, 84, 91, 126, 151, 152, 154
– Aspekte des 144
– erweitertes 150
– Gesundheit und 145, 186
– göttliches 144, 145
– kollektives 147, 148
– Konzentration des 170, 185, 186
– logisches 146, 147
– Realität und 55, 134, 149
– Steuerung mit 181, 182
Bewusstseinsschlaf 150
Bewusstseinstechniken, russische 91
Bewusstseinszustände, höhere 141
Bio-Psychokinese 160
Biosphäre 96
Blume des Lebens 130
Buddha-Feld 80

Dankbarkeit 205
De-Broglie-Wellenlänge 76
Denken, kausales 74

Einheitserfahrung 62

Energie 118
Erfahrungen 221
Erinnerungen 220
Erkrankungen, psychosomatische 43
Erneuerung, Heilung und 111

Familienaufstellung 81
Farbimagination 179
Feld, morphisches siehe Informationsfeld
Fernbeeinflussung 160
Formresonanz 78, 79

Gehirn, Informationsfeld und 166
Gehirn, Symbole und 177
Gelenkprobleme 218
Genesung 122
Geometrie, heilige 65-70, 130
Geosphäre 96
Gesundheit 44
– Bewusstsein und 186
Goldener Schnitt 65, 130
Gott 66, 142
– arithmetischer 66

Heilung 125
– Erneuerung und 111

Hellsichtigkeit 155
– steuernde 173–175
Herz, Belastungen des 218, 219
Herzzentrum 211
Holografisches Prinzip 61
Hologramm 58–64
Homöopathie 35–37
Homöostase 123
Hyperkommunikation 82–85

Individualpsychologie 41
Information 116, 119
– Materie und 170
– pathologische 124
Informationsfeld 22, 52, 62, 77–82, 120, 134, 202
– Prinzip des 80
– Gehirn und 166

Intentionalität 56

Jesus Christus 148, 152

Klostermedizin 33, 37
Konzentration 22, 32, 44, 75, 110, 126, 142, 145, 149, 170
– Arbeit mit Sphären 248–258

- Bildschirm des Schöpfers 240–243
- eigenes Bewusstsein 243–248
- Fluss des Lebens 259–263
- führende Zelle 234–240
- Gedächtnismatrix 220–225
- Liebe im Herzen 226–230
- Neutralisierungspunkt 213–220
- Sphäre der Seele 230–234
- Vorbereitung auf 187–194

Krankheit 44, 123, 125

Leben, ewiges 151, 152
Licht 77
- göttliches 191
Lichtstrahlen 211
Liebe 205

Maat 129, 130
Makrorettung, Sphäre der 210
Materie 51–54, 57, 58
- Information und 170
- Informationsfeld und 78
- Quantencharakter der 76

Meme (Zivilisation) 81
Menschheitsentwicklung, Ebenentheorie der 81
Menschheitsgedächtnis, kollektives 80
Mikrokosmos, Makrokosmos und 31

Neurolinguistisches Programmieren (NLP) 43, 44
Neutralisierungspunkt 213–220
Nichtlokalität 73–75, 115
Noosphäre 96, 97
Norm, göttliche 128–132, 213
Norm, kosmologische 129

Ordnung, göttliche 128–132
Organbelastung 217

Paradigmen, Zeitablauf der 64
Placebo–Effekt 45, 46
Potenzial, geistiges 148
Prinzip, fraktales 65–70
PSI-Fähigkeiten 155

Psychoanalyse 41
Psychosomatik 41–44

Quantenfeld siehe
  Informationsfeld
Quantenmechanik 76, 115
Quantenphysik 53, 56, 115,
  153, 156
Quantenvakuum 51–54
Quantenverschränkung 73,
  74, 115
  – Prinzip der 70–72

Realität 52, 55, 147, 156
  – äußere 163, 164
  – Bewusstsein und
    134, 149
  – innere 163, 164
  – materielle 52
  – Steuerung der 170–172
Realitätsebene, höhere 74
Reinkarnationslehre 151
Religion, monotheistische
  49, 50
Russische Informations-
  medizin passim
  – Bewusstsein und 121,
    141–152
  – fraktales Prinzip
    und 69
  – Geist und 139, 140
  – göttliche Norm
    und 128
  – Grundlagen 167–182
  – Heiler und Pioniere
    der 101–109
  – Krankheit, Gesundheit,
    Heilung und 121–125
  – Lehre 88
  – Maxime 82
  – Mensch und 132–135
  – Menschenbild 43
  – menschlicher Körper
    und 135–137
  – Protagonisten der
    93–101
  – Schulmedizin und 120
  – Seele und 137–139
  – Steuerung und 183–207
  – Welt- und Menschen-
    bild der 115–152
  – Wirkung 119–125
  – Ziel 22, 73
Russland 87–114

Schamanismus, sibirischer 89
Schmerzen 217
Schöpfung, konti-
  nuierliche 69
Schulmedizin 22, 36–40, 42
Selbstähnlichkeit 67
Signaturenlehre 34, 36, 39

Sphäre, Makrorettung
  und 210
Sphären 256
Steuerung 183–207
  – Ergebnisse fixieren
    201–205
  – globale Ebene 219
  – neun Basistechniken
    213–263
  – permanente 219, 220
  – Spüren, Fühlen,
    Visualisieren und
    199–201
  – verbale Einstimmung
    205–207
  – Werkzeuge der 209–212
  – Ziel der 194–199
  – Zusammenfassung 207
Strukturen, fraktale 68
Symbol, Imagination eines
  179, 180
Symbole 171, 172, 174
  – Gehirn und 171
  – Kraft und Einfluss
    der 175–178

TCM (Traditionelle
  Chinesische Medizin) 87
Teilchen-Welle-Dualismus 76
Telepathie 160, 161
Theologie, russisch-
  orthodoxe 90
Trägerfeld, kohärentes 116

Unterbewusstsein 127, 203

Verstand, logischer 146, 147
Visualisierung, Übungen
  zur 179, 180

Wahrnehmung 153–168
  – außersinnliche 160, 161
  – Denken und 166–168
  – sinnliche 154
  – übersinnliche 159–163
Welt, innere und äußere
  163, 164
Weltbild 46–58
  – holistisches 58–64, 115
  – mechanistisches 135
Weltschöpfung 85, 130, 171
Windows-Prinzip 68